명품식품

마늘

Beauty & Heath

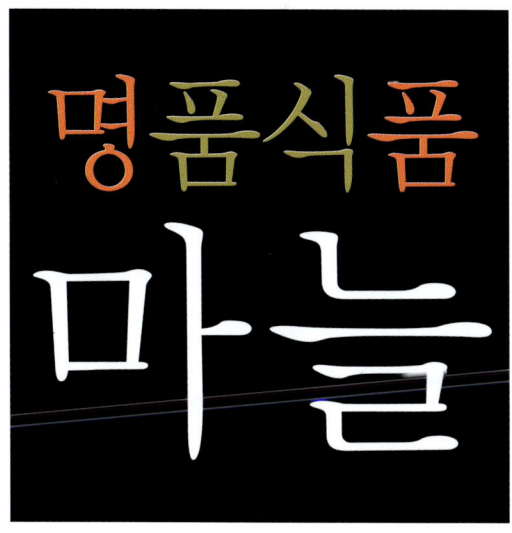

명품식품 마늘

민족의학연구소 지음

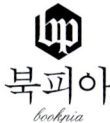
북피아
booknia

머리말

건강은 제일의 재산이다

지난 30~40년 동안 우리나라는 눈부신 경제성장에 힘입어 풍요로운 삶을 영위하게 되었다. 하지만 아무리 많은 재산과 뛰어난 능력이 있다고 해도 건강하지 않으면 아무 것도 할 수 없다. 건강이 제일의 재산이라는 말도 있지 않은가? 이처럼 경제가 활성화되고 생활이 달라졌어도 우리가 살아가는 데 가장 기본적인 행복의 조건은 바로 '건강'이다.

신체적으로 건강한 상태라고 할 수 있는 것은 체온, 맥박, 호흡, 혈압, 폐활량 그리고 적혈구와 백혈구의 수가 안정된 표준치를 유지하고, 나이가 들어도 큰 변화가 없는 것을 말한다.

생활환경의 변화와 의학의 발달에 힘입어 우리나라의 평균수명은 남성 75세, 여성 82세가 되었다. 하지만 사람의 천수는 이 보다 훨씬 더 길어서 사고를 당하지 않거나, 질병에 걸리지 않는다면 145~150세 정도까지 살 수 있을 것이라는 학설이 있다. 하지만 대부분의 사람들은 천수의 반 정도 수명 밖에 누릴 수 없다. 과음, 흡연, 스트레스, 폭식 등이 수명을 단축시키고 있기 때문이다.

고대 로마의 철학자 세네카Seneca, BC4? ~ AD65는 '인간은 죽는 것이 아니라 자살하는 것이다'라고 했는데, 이 말은 참으로 정곡을 찌르는 말이라고 생각된다.

하지만 장수를 한다고 해도 병실에 누워 있기만 하거나, 노쇠해서 제대로 거동도 할 수 없을 정도라면 진정한 장수를 했다고 볼 수 없다. 몸과 마음이 모두 건강해야 비로소 행복한 장수를 누릴 수 있는 것이다.

하지만 100년이 넘도록 건강한 몸을 유지한다는 것은 매우 어려운 일이다. 건강을 유지하기 위한 가장 기본적인 원칙은 소식과 운동이다. 특히 소식을 할 때에는 항상 건강에 이로운 음식물을 섭취하도록 노력해야 한다. 그리고 건강에 이로운 식품 가운데 대표적인 것이 이제부터 이야기하려는 마늘이다.

옛날 이집트에서 피라미드를 건설하는 중노동에 종사한 인부들은 마늘을 먹어서 그 혹독한 중노동을 견디어냈다는 그리스 역사학자의 기록이 있다. 또한 성경 민수기 11:6절에는 '애굽에 있을 때에는 생선과 외와 수박과 부추와 파와 마늘을 먹었지만, 이제는 정력이 쇠약해져 더 이상 아무 것도 먹을 수 없어 한탄스럽다'는 내용이 있다.

불교에서 마늘은 식욕을 돋우고 정력을 높인다하여 승려에게 금기시 되었던 오신채마늘, 양파, 파, 부추, 달래 중의 하나이며, 단군신화에도 쑥과 마늘 이야기가 나온다. 마늘은 실로 인간의 생기를 만들어내는 원천이 되는 것이다.

예로부터 삶의 활력원으로 이용되어 온 마늘의 효과는 성분 분석과 임상실험에 의해 과학적으로 증명되었다. 그러나 마늘이 아무리 훌륭한 식품이라 할지라도 마늘만 먹는다고 천수를 누릴 수 있는 것은 아니다. 마늘에 함유된 풍부한 약효성분을 정확하게 알아서 그것을 식생활에 어떻게 활용하는 것인지 알아야 한다.

이 책에는 일반상식, 효능과 사례, 요리 등 마늘에 대한 모든 것을 실었다. 아무쪼록 이 책을 통해 마늘을 제대로 알고, 제대로 복용했으면 하는 바람이다. 손쉽게 얻을 수 있는 명품식품인 마늘을 십분 활용해서 여러분의 건강과 장수에 도움이 되었으면 한다.

2007년 11월 7일

민족의학연구소

목차

머리말 - 건강은 제일의 재산이다

I. 마늘에 대한 일반상식

1. 마늘의 기원과 유래 _13
2. 마늘의 종류 _15
3. 마늘의 성분 및 효능 _17
4. 마늘에 대한 진실과 오해 _21

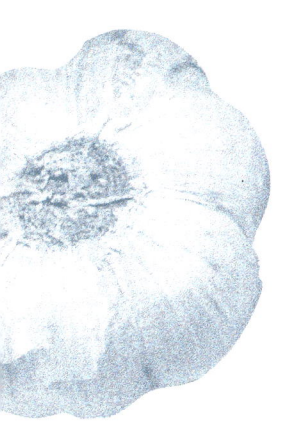
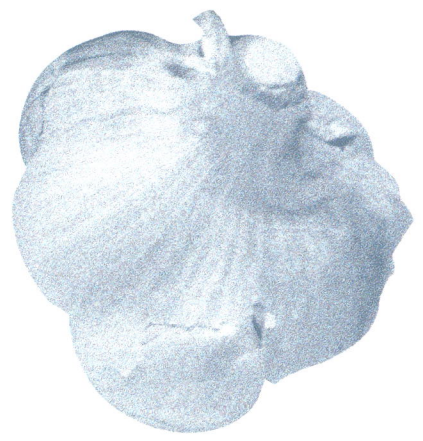

Ⅱ. 팔방미인 마늘의 효능

1. 《본초강목》에 기록된 마늘의 효능_29
2. 질병에 따른 마늘 복용법_32
3. 마늘 효능의 특징_35
4. 마늘의 효능_38
    기초체력 보강과 간의 보호
    소화기 치료와 예방
    순환기 치료와 예방
    암의 예방과 치료
    미용과 비만에 효과
    각종 질병 치료와 예방

Ⅲ. 마늘의 다양한 변신

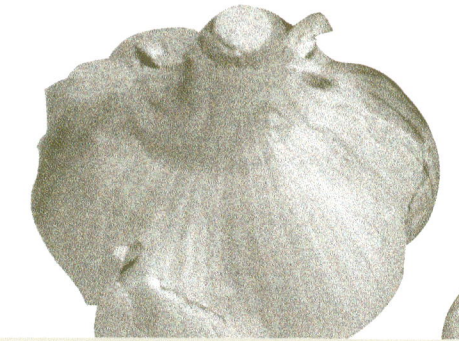

1. 신경통 류머티즘, 견비통에 좋은 마늘뜸_105
2. 허리 디스크에 좋은 마늘찜질_111
3. 냉증, 아토피에 좋은 마늘입욕제_115
4. 피로회복과 스태미나에 좋은 마늘주사_116
5. 충치제거와 목을 보호하는 마늘가글제_118
6. 젊음을 돌려주는 마늘팩_119
7. 미용과 여드름에 좋은 마늘크림_121
8. 기관지에 좋은 마늘증기_124
9. 심장병과 암예방에 좋은 흑마늘_126
10. 빠르고 간편하게 먹을 수 있는 마늘환_128

Ⅳ. 맛과 영양을 한 번에 사로잡는 마늘 요리

1. 좋은 마늘 고르는 방법_133
2. 마늘을 쉽게 까는 법_133
3. 마늘 손질법_133
4. 마늘 보관법_134
5. 영양만점 마늘요리_135

   마늘+육류 : 마늘소스닭가슴살냉채/마늘소스돈가스/마늘소스삼겹살/불닭마늘조림/마늘쫑돼지고기볶음

   마늘+어류 : 마늘와인새우구이/마늘전복냉채/마늘소스홍합찜/마늘메로구이/마늘소스오징어

   마늘+채소류 : 마늘소스해물샐러드/마늘소스곤약샐러드/마늘소스피망튀김/통마늘장아찌

   마늘+밥류 : 마늘볶음밥/마늘죽/마늘주먹밥/통마늘닭죽

   마늘+퓨전요리 : 마늘빵/마늘잼샌드위치/마늘소스스파게티/마늘감자크림스프/마늘올린두부조림

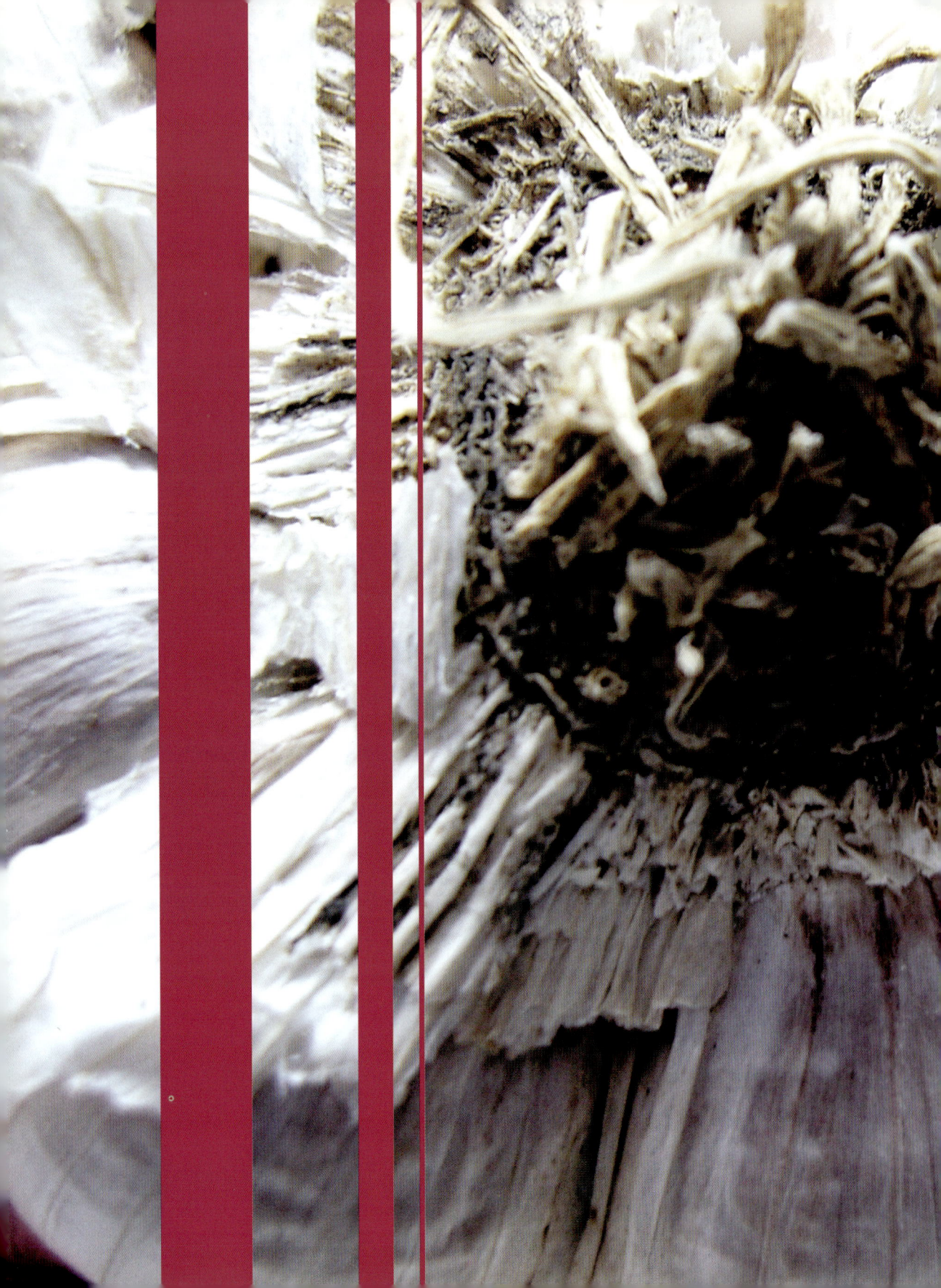

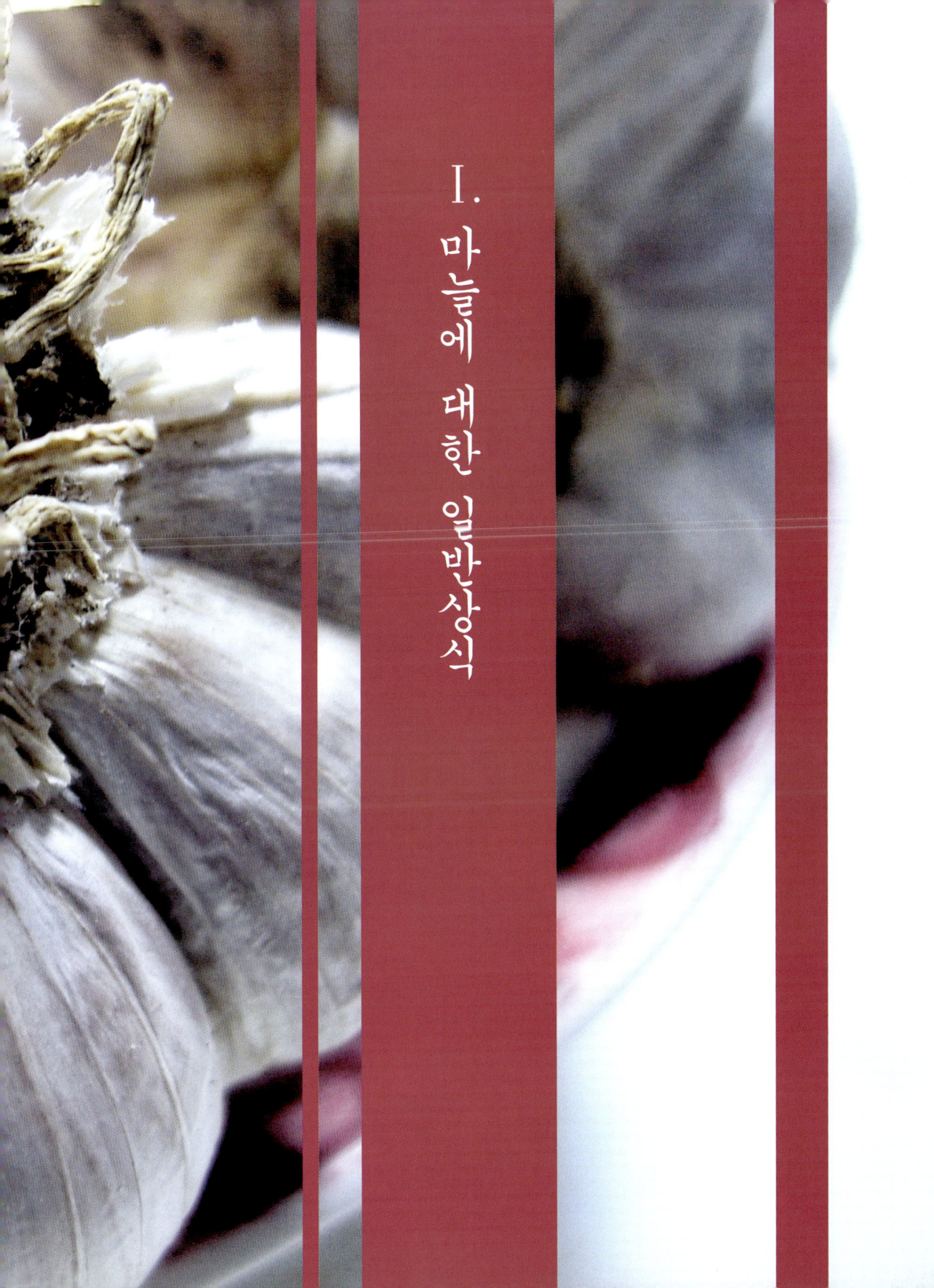

I. 마늘에 대한 일반상식

1
마늘에 대한 일반상식

1. 마늘의 기원과 유래

마늘은 외떡잎식물 백합목 백합과의 여러해살이풀로 '산蒜'이라고도 한다. 마늘의 어원은 정확하게 밝혀지지 않아 여러 가지 설이 있는 데, 그 중 가장 설득력 있는 것은 몽골어 만끼르manggir에서 gg가 탈락된 마닐manir → 마ᄂᆞᆯ → 마늘이 되었다는 것이다.

하지만 이와 다르게 여러 가지 음식이름을 고증한 《명물기략名物紀略》에서는 '맛이 매우 날하다 하여 맹랄猛辣 → 마랄 → 마늘이 되었다'고 기록되어 있다.

마늘을 분류하는 방법에는 여러 가지가 있다. 중국 명나라 말기의 약학자 이시진이 엮은 약학서 《본초강목本草綱目》에는 '산에서 나는 마늘을 산산山蒜, 들에서 나는 것을 야산野蒜, 재배한 마늘을 산蒜이라고 하였는데, 후에 서역에서 톨이 굵은 대산大蒜이 들어오게 되면서 전부터 있었던 산과 구분하기 위해 소산小蒜이라고 불렀다는 기록이 남아있다. 조선 중기의 의학자 허준이 간행한 의학서적 《동의보감東醫寶鑑》에서는 대산을 마늘, 소산을 족지, 야산을 달랑괴로 구분하였다.

마늘의 원산지는 중앙아시아로 추측된다. 우리나라에도 산마늘은 있었지만, 오늘날 보는 굵은 마늘은 다른 나라에서 들어온 것으로 보인다. 기원전 1~2세기경 진나라의 장화가 쓴 《박물지博物誌》와 한나라의 장건이 쓴 《호지》에 이러한 기록이 남아있기 때문이다.

마늘에 대한 기록이 역사적으로 가장 오래 된 것은 기원전 4,000년경으로 거슬러 올라가야 한다.

피라미드에는 상형 문자로 이 일에 동원된 노예들이 먹었던 무, 양파, 마늘의 양이 기록되어 있다. 뿐만 아니라 고대 이집트의 무덤에서도 마늘이 발견되었다.

우리나라에도 고려 후기 고승 일연이 쓴 《삼국유사三國遺事》에 관한 마늘 이야기가 실려 있다.

곰과 호랑이가 한 동굴 속에 살면서 환웅에게 사람으로 환생하게 해달라고 빌었다. 환웅이 마늘 20통과 쑥 1자루를 주면서 '쑥과 마늘을 먹고 지내면서 100일 동안 햇빛을 보지 않으면 사람이 될 것이다' 라고 하였다. 호랑이는 이를 지키지 못하고 동굴 밖으로 나와 버렸으나, 곰은 그대로 지켜서 21일 만에 웅녀가 되었다.

이러한 기록은 마늘의 신비성과 함께 마늘이 기초적 약용 식물로 활용되었으며, 단군신화에 등장할 만큼 우리 민족에게 마늘은 없어서는 안 될 친숙한 식품임을 증명해 준다.

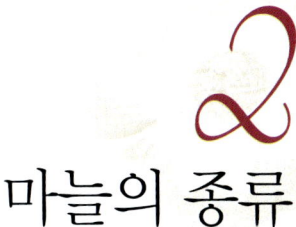

마늘의 종류

　1975년 이후 여러 차례의 마늘 흉작으로 인한 마늘파동을 겪으면서 외국에서 새로운 품종의 마늘이 수입되어 재래종의 마늘재배가 위축되어 왔다. 특히 난지형 마늘을 재배했던 지대와 남중부의 일부지방에서는 현재 대부분 해외에서 도입된 마늘을 재배하고 있다.

　난지형 마늘의 재배 지대는 1970년 이전까지 동해안에서는 경남 방어진의 해안 지대 이남, 서해안에서는 전북 옥구군의 해안지대 이남, 남해안 연안 이남의 도서지방 그리고 제주도였다. 그러나 현재는 재배기술의 향상으로 1980년대 이래 중남부의 내륙지방까지 난지형 마늘이 북상하여 재배되고 있다.

　다행히도 최근에는 충남 서해안지역을 중심으로 수량이 많고, 조기 수확하는 난지형 마늘의 재배가 계속 늘어나고 있다. 현재 각 지방에서 재배하는 재래종 마늘은 수십 년 동안 그 지방에서 적응되고 살아남은 마늘이므로 그 지역 환경조건에 잘 맞도록 진화되어 왔고, 우리는 그것을 생태형난지형, 한지형 품종이라 부르고 있다. 외국에서 도입된 마늘이 국내에서 재배되고 있지만 이것도 먼 훗날에는 우리 풍토에 맞는 마늘로 변화되거나 도태될 것이다. 재래종은 선조가 우리에게 물려준 자산이며, 또한 앞으로 후손에게 물려줄 유산이다.

❈ 한지형 마늘

한국 내륙 및 고위도지방에서 가꾸는 품종으로 난지형 마늘보다 싹이 늦게 난다. 가을에 심으면 뿌리는 내리나 싹이 나지 않고, 겨울이 지나면 생장하기 시작한다. 저장성이 난지형 마늘보다 좋고 크기가 굵으며 비늘조각 수가 적어 우수하다. 우리나리의 한지형 품종으로는 서산, 의성, 삼척의 재래종이 있다.

❈ 난지형 마늘

남해안 근처에서 가꾸는 난지형 마늘은 가을에 심어 뿌리와 싹이 어느 정도 자라서 겨울을 넘기고 봄에는 한지형보다 일찍 수확한다. 꽃대가 길어 마늘종으로도 이용된다. 우리나리의 난지형 마늘 품종으로는 남해백과 고흥백 등이 있다.

❈ 그 밖의 마늘

벌마늘쪽이 많은 난지형 마늘, 올마늘조생종의 햇마늘, 육쪽마늘쪽이 6~8개인 한지형 마늘, 백마늘수입종 마늘, 쪽마늘쪽을 분리한 마늘의 총칭, 깐마늘껍질을 벗긴 마늘의 총칭, 암마늘꽃장대가 없는 마늘, 통마늘줄기를 제거한 마늘, 숫마늘꽃장대가 있는 마늘, 장손마늘마늘쪽이 10개 정도이며, 비교적 크기가 작고 껍질이 연하여 마늘장아찌 담그는 데 적당한 마늘 등이 있다.

마늘의 성분 및 효능

마늘은 효능이 뛰어나 〈타임〉지 선정 세계 10대 건강장수식품으로 선정되었고, 미국 국립암연구소에서 선정한 항암식품 1위를 차지하였다. 작고 매운 마늘 한 톨이 어떻게 이러한 거창한 수식어를 달게 되었는지 마늘의 성분과 효능에 대해 알아보자.

마늘의 10대 작용

① 강력한 살균 및 항균작용을 한다

마늘에 함유된 알리신은 강력한 살균작용을 하는데, 페니실린이나 테라마이신보다 살균력이 강력하며 복용과 외용 모두 사용 가능하다.

② 체력증강, 강장효과 및 피로회복 작용을 한다

게르마늄은 비타민 B1과 결합하면 비타민 B1을 모두 흡수하고, 체내에 저장하여 몸이 지치거나 피로할 때에 사용한다.

③ 정력증강, 동맥경화 개선, 신체노화 억제, 냉증, 동상을 개선한다
알리신은 지질과 결합하면 피를 맑게 해주고, 세포를 활성화시키며, 혈액순환을 촉진시켜 몸을 따뜻하게 하고 보호한다.

④ 고혈압을 개선한다
마늘에 함유된 칼륨이 혈중 나트륨을 제거하여 혈압을 정상화시킨다.

⑤ 당뇨를 개선한다
알리신이 췌장세포를 자극하고, 인슐린의 분비를 촉진하여 당의 수치를 조절한다.

⑥ 항암작용을 한다
유기성 게르마늄, 셀레늄이 암의 억제 및 예방에 기여한다.

⑦ 아토피성 피부염의 알레르기 억제작용을 한다
알레르기 반응을 일으키는 베타헥기 소사미니데스 효소를 억제한다.

⑧ 정장 및 소화작용을 촉진한다
알리신이 위 점막을 자극하여 위액분비를 촉진하고, 대장정장작용을 한다.

⑨ 해독작용을 한다

시스테인, 메티오닌 성분의 강력한 해독작용으로 간장을 강화시키며, 알리인, 알리신, 치오에텔, 멜가프탄, 유화수소 성분 및 그 유도체는 수은 등 중금속을 배출하고 세균을 제거한다.

⑩ 신경안정 및 진정효과가 있다

알리신이 인체의 신경에 작용하여 신경세포의 흥분을 진정시켜 스트레스 해소 및 불면증이 개선된다.

이번에는 마늘의 구성성분에 대해 알아보자. 다음은 마늘과 비슷한 효능을 가진 채소^{양파, 부추, 파}를 선별하여 100g에 함유된 성분을 비교·분석한 표이다.

함유 성분		마늘	양파	부추	파
칼로리		84	40	33	23
수분(g)		77.0	89.1	89.7	92.5
단백질(g)		2.4	1.2	2.3	1.6
지질(g)		0.1	0.2	0.5	0.2
탄수화물	당질(g)	19.3	8.3	5.2	4.1
	섬유(g)	0.7	0.7	1.3	0.9
회분		0.5	0.5	1.0	0.7
무기질	칼슘	18	40	40	65
	나트륨	–	10	6	–
	인	67	26	41	63
	철	1.7	0.5	2.1	2.0
비타민	효력	16	6	2000	330
	A A	0	0	0	0
	카로틴	50	20	6000	1000
	D	–	–	–	–
	B1(mg)	0.22	0.03	0.07	0.05
	B2(mg)	0.08	0.02	0.30	0.10
	니코틴산(mg)	0.4	0.2	0.5	0.5
	C(mg)	20	10	30	30

마늘과 비슷한 효능을 가진 채소의 성분(100g)

앞의 표를 통해 마늘의 근채近菜 식물 중에 마늘이 칼로리가 가장 높다는 것을 알 수 있다.

특히 마늘이 다른 채소보다 두드러지게 많이 함유하고 있는 성분은 당질과 비타민 B1이다. 당질이란 탄수화물과 그 유도체를 통틀어 이르는 것으로 지질과 함께 주로 신체의 에너지원이 되는 영양소인데 지질보다 쉽게 소화된다.

비타민 B1은 당질에서 에너지를 얻을 때 반드시 필요한 성분이므로 당질을 많이 섭취하면 비타민 B1도 다량으로 섭취해야 한다. 이때 비타민 B1이 부족하면 말초신경에 장애가 생겨 다리가 붓고 마비되며 전신 권태의 증상이 나타나는 각기병에 걸린다.

이와 같이 다른 미량의 약효성분에 대한 이야기는 접어둔다고 하더라도 마늘은 생활에 활력을 주고, 스태미나를 증강시키는 작용이 있다는 것을 알 수 있다.

이 밖에 마늘에는 단백질, 지질도 함유되어 있는데, 비타민군과 이 성분들이 체내에 들어오면 유기적으로 잘 융합되어 놀라운 효능을 발휘한다.

이와 같이 마늘에는 건강에 유익한 성분이 많이 함유되어 있으므로 그 성분을 파괴하지 않고 먹을 수 있는 적절한 이용방법을 알아야 한다. 여기에 대해서는 뒤에 자세하게 소개하기로 하겠다.

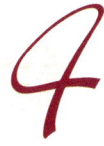

마늘에 대한 진실과 오해

Q: 독감에 걸려서 감기약을 먹고 있습니다. 감기가 빨리 나았으면 하는데, 감기에 좋다는 마늘과 감기약을 함께 먹어도 되는지요?

A: 감기에 좋다는 많은 식품 가운데 가장 효과가 탁월한 식품으로 마늘을 들 수 있습니다. 실제로 감기에 걸렸을 때 마늘이나 생강차를 먹고 자면 큰 효과를 볼 수 있습니다.

그러나 감기약을 복용하고 있을 때 마늘을 함께 먹는 것은 피해야 합니다. 마늘을 먹으면 약의 효능이 지나치게 상승되기 때문입니다. 효능이 너무 높아지면 몸에서 받아들일 수가 없기 때문에 감기가 빨리 낫기 보다는 부작용이 나타날 수 있습니다.

감기약에는 열을 내리게 하거나 통증을 완화시키는 해열진통 성분이 들어 있는데, 이 성분에는 위를 헐게 하는 부작용이 있습니다. 마늘에도 위의 점막을 손상시키는 고유 성분이 있기 때문에 약의 부작용과 마늘의 성분이 합성되면 위에 치명적인 손상을 입힐 수 있습니다.

위가 약해지면 영양분 흡수기능이 저하되어 충분한 영양분을 섭취할 수가 없습니다. 따라서 부작용을 극복하고 감기가 나았다고 하더라도 체력은 쉽게 회복되지 않습니다. 결과적으로 감기를 오래 앓게 되는 것입니다. 감기약을 복용할 때 마늘을 먹어서는 안 되는 이유는 이 때문입니다. 마늘이 감기에 좋은 것은 분명하지만, 인간의 신체는 반드시 1+1=2라는 공식을 받아들이지 못할 수도 있습니다. 감기 예방에 마늘이 최적이지만, 감기약을 복용하고 있을 때는 피하는 것이 좋습니다.

Q: 마늘이 몸에 좋다는 것을 알아도 자극적이라서 거의 먹지 못합니다. 마늘이 맞는 체질은 따로 있나요?

A: 똑같이 마늘을 섭취해도 그 약효가 두드러지게 나타나는 사람과 그렇지 않은 사람이 있습니다. 이것은 그 사람의 체질에 차이가 있는 것이 아니라 마늘을 먹었을 때 각자의 신체 컨디션에 따라서 달라진다고 할 수 있습니다. 요점은 몸에 좋은 음식이라고 해서 덮어 놓고 많이 먹는 것이 아니라 적정한 양만큼 섭취하는 것이 가장 좋다는 것입니다. 그렇게 하면 마늘은 몸에 이로울 뿐 해로운 작용은 없습니다. 따라서 자기 자신의 신체적 컨디션을 잘 살펴서 마늘을 복용하는 것이 좋습니다.

하지만 소화 기능 즉, 위가 약한 상태이거나 공복으로 위장이 텅 비어 있을 때에 마늘을 섭취하려면 적당한 양을 반드시 구워 먹어야 합니다. 마늘이 좋다고 하여 몸 상태를 고려하지 않고 다량으로 섭취하면 위장병이 악화되거나 설사를 하는 경우가 있기 때문입니다. 그리고 만약 마늘 섭취 후 속이 쓰리다면 즉시 먹는 것을 중단하는 것이 좋습니다.

굳이 말하자면 이것도 하나의 마늘의 부작용이라고 볼 수도 있습니다. 따라서 생마늘을 먹을 때는 다른 음식물과 함께 먹거나 공복 상태가 아닐 때 먹어야 합니다. 이 밖에 피부가 잘 무르는 사람이나 습진에 잘 걸리는 사람은 생마늘의 섭취를 삼가는 것이 좋습니다.

Q: 마늘에서 자극적인 냄새가 나게 하는 알리신이 몸에 좋은 이유는 무엇인가요?
A: 마늘의 약효는 '알리신'이라는 냄새 성분을 빼놓고 말할 수 없습니다. 알리신은 생마늘 속에서 알리인이라는 무취의 성분으로 존재합니다. 그러나 마늘을 칼로 자르거나 으깨어 세포가 파괴되면 알리나아제라는 효소의 작용으로 화학 변화하여 알리신이 됩니다. 마늘 자체만으로는 그다지 냄새가 나지 않는데 으깸과 동시에 냄새가 나는 것은 바로 이 알리신 때문입니다.

알리신의 살균작용은 상당히 강력하여 12만 배로 희석시킨 마늘액에도 콜레라균과 티푸스균, 이질균에 대항하는 항균력이 있습니다. 알리신이 세균 속으로 들어가 단백질을 분해하고 그 기능을 억제하기 때문입니다. 이러한 작용은 감기 바이러스에도 효과가 있어서 마늘을 평상시에 꾸준히 먹으면 감기를 예방할 수 있습니다. 또 결핵치료에도 효과가 있고, 장내 나쁜 세균의 활동도 억제하기 때문에 장의 기능을 정상화시키는 데도 많은 도움이 됩니다.

마늘은 외용약으로 사용해도 살균 항균작용이 뛰어납니다. 1차 세계대전에서는 부상병의 상처가 덧나는 것을 막기 위해 마늘을 외용약으로 사용했을 정도입니다. 이것은 알리신이 가지고 있는 항균력을 이용한 대표적인 예입니다.

Q: 마늘을 먹고 나면 입에서 냄새가 심하게 나는데 냄새 제거법 좀 알려주세요.
A: 마늘을 먹고 난 후에는 사과 2~3쪽을 먹으면 좋습니다. 사과의 폴리페놀과 효소가 입 안에 남아 있는 마늘의 향을 없애주기 때문입니다.

마늘이 들어간 토스트, 수프, 스파게티 등을 먹을 때는 파슬리나 다진 파슬리가루를 듬뿍 얹어 먹는 것이 좋습니다. 파슬리의 진한 향과 엽록소가 마늘 냄새를 없애주기 때문입니다. 이 밖에 마늘을 먹은 후, 우유를 마시거나 녹차를 마시면 냄새가 옅어지게 할 수 있습니다.

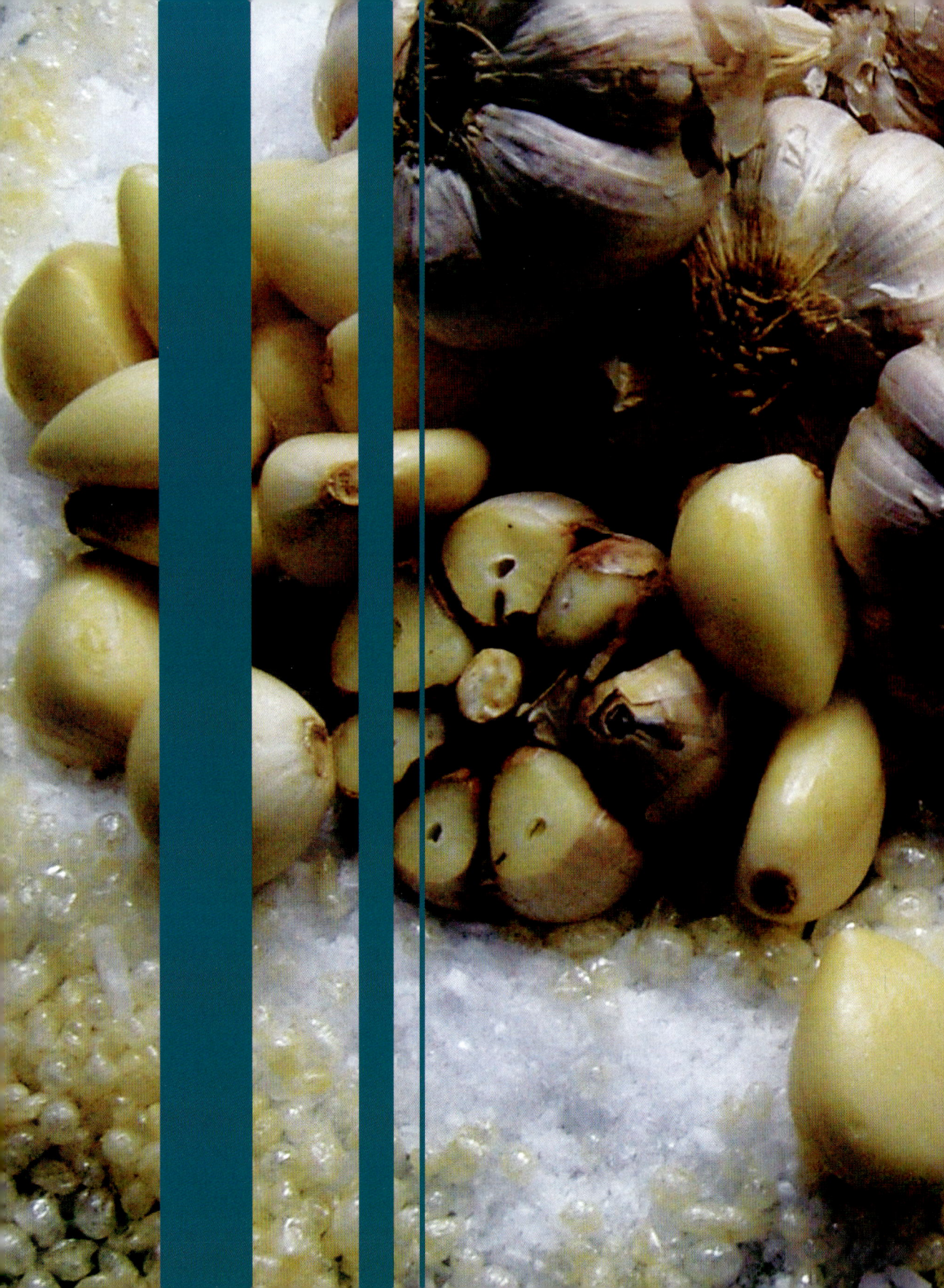

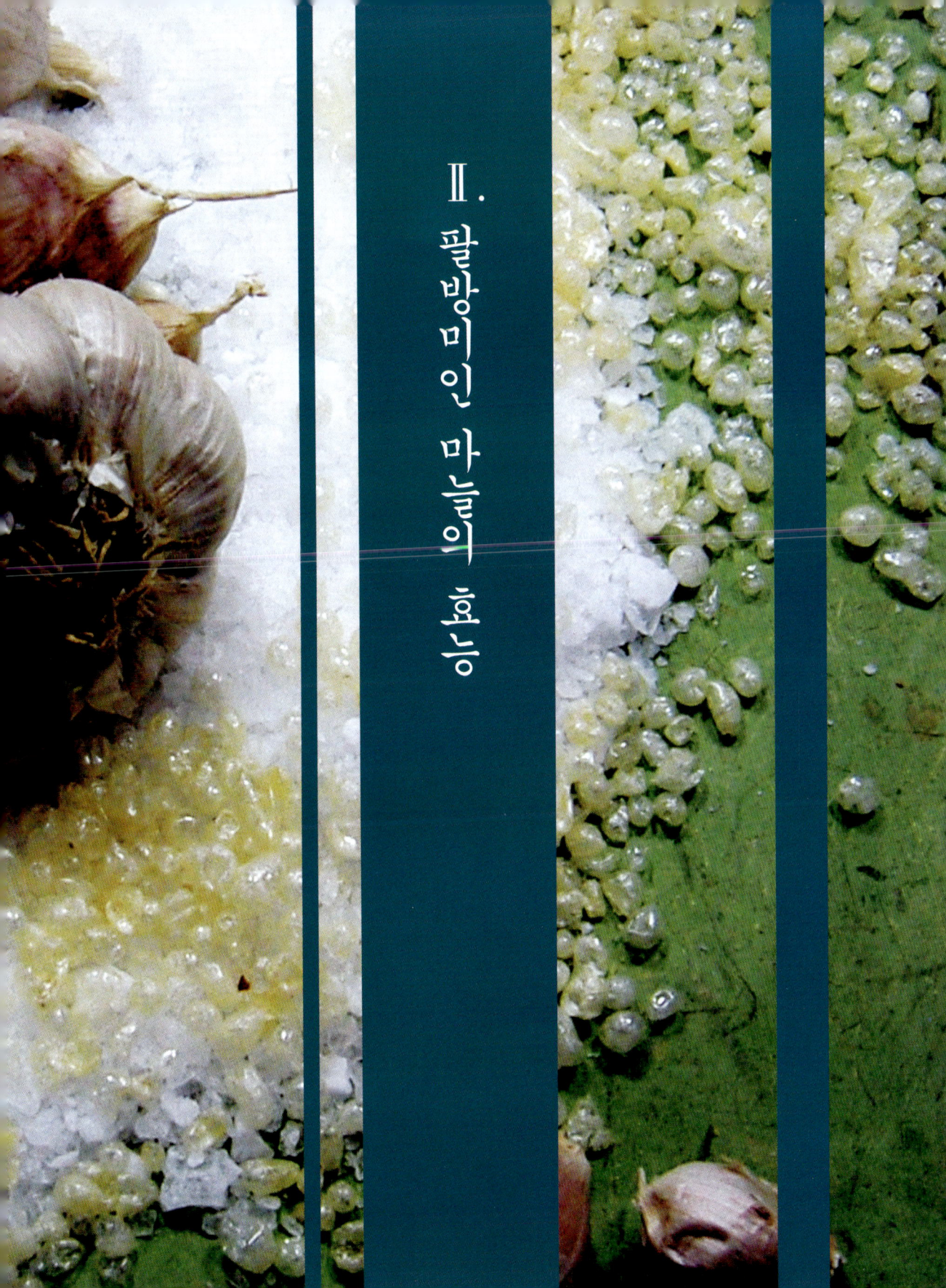

Ⅲ. 팔방미인 마늘의 이화응

1

《본초강목》에 기록된 마늘의 효능

지금으로부터 400여 년 전 중국 명나라 시대에 이시진李時珍이라는 의학자가 있었다. 그는 가난한 사람들을 치료하면서 약에 대한 저서를 연구한 것과 각지를 여행하면서 터득하게 된 새로운 약초 사용법을 자세히 기록했다. 그리고 약 30년의 세월에 걸쳐 《본초강목本草綱目》이라는 책을 펴냈다. 이 책은 전 52권이나 되는 대작으로 1900종 이상의 약 효능과 사용법을 간추려 놓은 명저로서, 동서 각국에 번역되었다.

이 책 가운데에서 마늘에 관한 부분을 찾아 간단히 소개한다.

- 절구로 찧은 마늘의 즙을 마시면 피를 토하거나 심장이 아픈 병을 고친다.
- 마늘 삶은 물을 마시면 등이 강직되어 활처럼 휜 병을 고친다.
- 열병에는 생마늘과 삶은 마늘을 각각 7쪽씩 먹는다. 잠시 후 뱃속에서 꾸루룩 소리가 나거나 혹은 구토, 설사를 하면 곧 낫는다.

- 말라리아로 인해 일정한 시각을 두고 한열발작을 일으키고 오한과 전율이 심한 증상에는 마늘을 숯불에 구어 복용한다.
- 가슴과 배가 차갑고 아픈 증상에는 식초에 2~3년 담가두었던 마늘을 몇 쪽 먹는다. 그 효과는 참으로 놀랍다.
- 눈이 감기지 않고 불러도 대답을 할 수 없는 증상으로 단지 식음만이 가능할 경우에는 마늘즙을 술에 타서 마시면 낫는다.
- 등에 종기가 나서 아플 때에는 물에 적신 종이를 붙이고, 마늘로 찜질을 한다.
- 게를 먹고 식중독에 걸렸을 때에는 마늘 삶은 물을 마신다.
- 지네나 뱀 등에 물렸을 때에는 물린 부위에 즉시 마늘을 깨물어 바른다.
- 대합껍질 가루와 마늘을 이겨 환약으로 만들어 복용하면 전신성 부종을 고친다.
- 유향有香이라는 약과 함께 환약을 지어 복용하면 복통을 고친다.
- 출혈성인 설사는 산련환으로 고친다. 이 환약은 잿불로 구운 마늘을 절구에 찧어 황련뿌리의 가루와 함께 환약으로 만든 것이다.

《본초강목》에는 여러 증상에 대한 마늘의 효용성과 사용법, 사례가 함께 나와 있다. 그 가운데에서 재미있는 것 몇 가지를 소개하겠다.

한 부인이 계속 코피가 멈추지 않아 여러 가지 치료를 받았지만 아무 효과가 없었다. 그 때 이시진이 마늘을 절구에 찧어 부인의 발바닥에 붙였더니 즉시 코피가 멎었다. 이 방법은 우리나라에도 전해지고 있다.

송나라의 영종황제가 어렸을 때 이름 모를 병이 나서 밤낮을 가리지 않고 화장실을 찾았다. 궁 중의 어의는 뜻대로 치료가 되지 않자 속이 탔다. 그래서 누군가의 천거로 손(孫)이라고 하는 의사에게 치료를 명하게 되었다.

그는 마늘과 밀가루, 검은 콩을 발효시킨 것을 섞어 절구에 찧어 환약을 만들었다. 그 의사는 '이것을 30알씩 사흘 동안 하루 3번 복용하면 낫는다'고 하였는데, 과연 그가 말한 대로 황제가 완치되어 많은 상을 받았다고 한다.

마늘과 설탕, 오래 묵은 술을 다려서 농축시켜 조금씩 먹게 하면 마늘은 허약한 사람이나 노인에게 자양 강정 효과가 있다. 또 위암과 같은 증상으로 체력이 쇠약해진 사람의 증상이 이 방법으로 호전된 예가 있다고 한다.

중국에서 한 유부녀가 버둥거리면서 고통을 호소하였다. 그녀는 수족은 차갑고 입에 거품을 물고 있었다. 여러 명의 의사가 진찰했으나 아무 효과가 없었다.

하지만 다행히 한의사의 치료로 깨끗이 나았다. 그 한의사가 시술한 치료법은 환자에게 마늘 생즙을 투여하는 간단한 방법이었다. 이 방법으로 거품을 토하는 증상이 멎고 병은 깨끗이 치유되었다고 한다.

질병에 따른 마늘 복용법

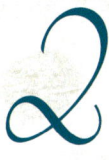

만병을 치료하는 마늘. 하지만 마늘을 무조건 많이 먹는 것이 능사가 아니다. 질병에 따른 적당한 양의 마늘을 알맞게 복용해야 몸과 마음의 건강을 지킬 수 있다. 각 질병에 대한 마늘 복용법을 알아보자.

증세	마늘로 치료하기
가래	구운 마늘 5~10개를 1회분 기준으로 1일 2~3회씩 1주일 정도 먹는다.
각기	먹을 수 있는 양만큼 구워서 1일 3회 이상 2~3일 먹는다.
간경변증	구운 마늘 5~10개를 1회분 기준으로 1일 2~3회씩 10일 이상 장복한다.
간장병(肝腸病)	구운 마늘 5~10g을 1회분 기준으로 1일 2~3회씩 1주일 이상 복용한다.
간질	생마늘 3~5g 또는 구운 마늘 5~10개를 1일 2~3회씩 3~4일 공복에 먹는다.
감기	마늘 5g과 생강 8g 또는 생마늘 2~3개를 1회분 기준으로 달여서 1일 2~3회씩 2일 정도 복용한다. 생마늘은 생식하거나 주침(酒浸, 약재를 법제(法製)하는 방법의 하나. 약재에 술이 배어들도록 술에 일정한 시간 동안 담가 두는 것)해서 복용을 해도 효험이 있다.
강심제(强心劑)	구운 마늘 5~10개를 1회분 기준으로 1일 1~2회씩 2~3일 복용한다.
강장보호(腔腸保護)	구운 마늘 5~10개를 1회분 기준으로 1일 2~3회씩 10일 이상 복용한다.
건위(健胃)	구운 마늘 5~10개를 1회분 기준으로 1일 2~3회씩 1주일 이상 복용한다.
고혈압	구운 마늘 5~10개를 1회분 기준으로 1일 2~3회식 1주일 이상 공복에 복용한다.

광견병	구운 마늘 5~10개를 1회분 기준으로 1일 2회씩 1주일 정도 복용한다.
구충	생마늘 2~3개를 1회분 기준으로 2~3회 먹는다.
기침	마늘 5~6개과 갱엿붉은 빛이 도는 엿 30g을 1회분 기준으로 다려서 5~6회 복용한다.
당뇨	구운 마늘 5~10개를 1회분 기준으로 장복하면 좋다.
더위	생마늘 2~3개 또는 구운 마늘 5~10개를 1회분 기준으로 1일 1~2회씩 2~3일 먹는다.
동상	마늘대줄기 삶은 물에 4~5회 환부를 담근다.
두통	마늘을 주침해서 2~3회 복용한다.
류머티즘	주침해서 1일 2~3회씩 1주일 정도 복용한다.
무좀	마늘대줄기를 진하게 달여서 그 물에 3~4회 환부를 담근다.
발한發汗	주침해서 소주잔으로 1잔을 1회분 기준으로 1~2회 복용한다.
버짐	마늘을 짓이겨 1일 4~5회씩 1주일 정도 환부에 바른다.
변비	마늘을 주침해서 1일 2~3회씩 1주일 이상 복용한다.
불면증	마늘 5개를 삶거나 구워서 1일 2~3회씩 1주일 정도 공복에 복용한다.
사독蛇毒	마늘을 짓이겨 환부에 4~5회 갈아 붙인다.
설사	구운 마늘 5~10개를 1회분 기준으로 2~3회 복용한다.
습담濕痰	마늘을 주침해서 1일 2~3회씩 1주일 정도 복용한다.
신경통	구운 마늘 5~10개를 1회분 기준으로 1일 2~3회씩 4~5일 복용하면서 생마늘을 짓찧어 4~5회 환부를 싸맨다.
심장병	구운 마늘 5~10개를 1회분 기준으로 1일 2회씩 1주일 이상 먹는다.
옻	마늘 생즙을 환부에 바른다.
요통	마늘을 주침해서 1일 2회씩 10일 이상 복용한다.
위경련	구운 마늘 5~10개를 1회분 기준으로 1일 2~3회씩 2~3일 먹는다.
위암	구운 마늘 5~10개를 1회분 기준으로 1일 2~3회씩 10일 이상 먹는다. 주침해서도 복용한다.
음식체	구운 마늘 5~10개를 1회분 기준으로 1일 2~3회씩 3~4일 먹는다.
이뇨利尿	구운 마늘 5~10개를 1회분 기준으로 1일 2회씩 4~5일 먹는다.
정력증진	구운 마늘 5~10개를 1회분 기준으로 1일 2회씩 10일 이상 먹는다.
조갈증燥渴症	구운 마늘 5~10개를 1회분 기준으로 1일 2~3회씩 5~6일 먹는다.
중이염	마늘을 까서 귓 속에 4~5일 환부에 갈아가며 끼워 넣는다.
진정鎭靜	구운 마늘 5~10개를 1회분 기준으로 1일 2회씩 4~5일 먹는다. 주침해서도 복용한다.

진통	마늘 4~5g 또는 구운 마늘 5~10g을 1회분 기준으로 4~5회 먹는다. 주침해서도 복용한다.
출혈	구운 마늘 5~10개를 1회분 기준으로 1일 2~3회씩 3~4일 먹는다.
충치	구운 마늘 5~10개를 1회분 기준으로 먹으면서 아울러 구운 마늘을 입에 담고 있는다. 2~3회 하면 통증이 가신다.
치은염	구운 마늘 5~10개를 1회분 기준으로 1일 2~3회씩 3~4일 먹는다.
치질	구운 마늘 5~10개를 1회분 기준으로 1일 2~3회씩 1주일 정도 먹으면서 구운 마늘을 으깨어 5~6회 빠져 나오지 않게 환부에 잘 갈아 넣는다.
코피	구운 마늘 5~10g를 1회분 기준으로 1일 2회씩 2~3일 복용한다.
토혈吐血과 각혈	구운 마늘 5~10개를 1회분 기준으로 1일 2~3회씩 4~5일 먹는다. 주침해서도 복용한다.
티눈	구운 마른 5~10개를 1회분 기준으로 1일 2회씩 1주일 정도 복용한다. 복용 중에는 살구씨를 먹어서는 안 된다.
피로회복	구운 마늘 5~10개를 1회분 기준으로 1일 2~3회씩 1주일 정도 먹는다. 주침해서도 복용한다.
혈담血痰	구운 마늘 5~10개를 1회분 기준으로 4~5회 먹는다. 주침해서도 복용한다.

3
마늘 효능의 특징

① 전신에 고르게 나타난다

화학약품이나 항생물질인 페니실린, 스트렙토마이신 등을 몸에 주입하면 2~3시간 이내에 효과가 나타난다. 예를 들면 응급상황인 환자에게 페니실린 주사를 놓으면 효과는 1시간 안에 나타나 여러 시간 지속된다. 몇 시간이 지나면 효과가 점점 떨어지는데 이때 다시 페니실린을 주사해서 혈중농도의 페니실린 양을 유지시켜 주면 된다.

이에 비해 한방약이나 민간약, 건강에 좋은 식품(마늘, 양파, 고구마 등)은 페니실린처럼 속효성이 나타나지는 않는다. 예를 들어 마늘이 정자의 수를 증가시킨다고 해서 그날 당장 아내의 임신율이 순간적으로 높아지는 일은 기대할 수 없는 것이다.

하지만 마늘을 적당량 꾸준히 섭취하면 간장의 기능이 차츰 좋아진다. 그래서 몸의 전반적인 대사기능이 강화되고, 신장, 심장, 폐 외에 근육 특히 부신 등 호르몬의 대사기능이 촉진되어 몸 전체에 좋은 영향을 준다.

하지만 화학약품에서 이러한 약효는 결코 바랄 수가 없다. 다시 말해서 화학약품은 병을 일으키는 균의 힘을 급속히 약화시키는 일에서 속효성을 나타내고, 마늘은 몸 전체를 건강하게 돌보는 기능을 하는 것이다.

마늘을 한두 번 먹었다고 해서 모든 효과의 발휘를 즉시 기대한다는 것은 무리이다. 그러나 마늘은 서서히 전반적인 몸의 기능을 정상화하고 회복시켜 건강을 지키는 데 도움을 줄 것이다.

② 서서히 꾸준히 효과가 나타난다

우리가 마늘을 섭취하면 마늘의 성분은 몸 구석구석까지 퍼져 각 세포와 장기를 보호하고, 튼튼하게 해준다. 그러나 효과가 나타나는 속도는 마늘을 섭취하는 방법에 따라서 다르다. 마늘을 날것으로 먹거나 강판에 갈아서 먹으면 효과가 훨씬 더 빠르게 나타난다. 그러나 이 경우에는 자극적인 냄새에 먼저 질리거나 위에 손상을 주어 속이 쓰릴 수 있다. 반면 마늘을 굽거나 삶아서 먹으면 냄새는 줄일 수 있으나, 효과가 서서히 나타난다. 이때 마늘의 효과는 섭취하는 사람의 건강상태, 다시 말해서 신체작용의 균형이 상실된 정도나 장기의 질병 정도에 따라서 달라질 수 있다.

그러나 결론적으로 마늘을 먹은 사람의 건강 상태나 식용방법을 떠나 마늘을 먹고 나서 24시간이 지나면 효과는 서서히 조금씩 나타나기 시작한다. 마늘을 먹은 본인은 느끼지 못하지만, 식후 6시간 이상이 지나면 벌써 간장에는 튼튼해질 준비가 되어 있다는 신호를 보내기 시작한다.

우리가 먹은 마늘은 먼저 위 속으로 들어가 장에 도달한다. 그리고 장에서 마늘의 유효성분이 몸속으로 흡수된다. 장벽에서 흡수된 성분은 혈액에 의해서 전신 구석구석까지 운반된다. 이 성분은 몸속의 여러 가지 장기에 작용해서 피로를 회복시키거나 강정, 강장 작용을 나타낸다.

또 성장을 촉진하고, 호르몬 분비를 촉진하며, 이러한 효능의 종합 작용으로 감기를 예방한다. 마늘을 다량으로 섭취해도 신체가 많은 성분을 필요로 하지 않은 때에는 필요 외의 성분은 간장에서 대사되어 배설된다. 따라서 다량으로 섭취했다고 해서 부작용이 생기는 것은 아니지만, 필요량 이상을 섭취하는 것은 낭비다. 단, 위장이 약하거나, 피부가 쉽게 무르는 사람은 적당량 마늘을 섭취하는 것이 더 효과적이다.

③ 특히 여성의 건강에 좋다

똑같은 약을 같은 양으로 복용해도 복용하는 사람에 따라서 효과가 다르게 나타난다. 일반적으로 약의 효과는 동물의 경우라면 수컷보다 암컷이, 사람의 경우라면 남성보다 여성이 강하게 나타난다. 다시 말해서 여성이 남성보다 약에 더 민감한 것이다.

한 실험에서 실험용 수컷 쥐에게 수면제를 투여하였더니 3~6시간 효과가 지속되어 수면에 빠져있었다. 그런데 이 수면제를 암컷 쥐에게 투여하였더니, 수컷의 4배 이상이나 되는 12~24시간 동안 잠에 빠져 있었다. 이것은 수컷 쥐와 암컷 쥐는 간장의 작용방식, 다시 말하면 간장의 대사효소활성代謝酵素活性이 다르기 때문이다.

재미있는 예로 수컷 쥐에게 여성호르몬을 투여하고 나서 수면제를 먹였더니 암컷과 마찬가지로 평소의 4배나 되는 장시간 잠을 잤다. 수면제의 효능이 암컷에게 더욱 효과적으로 나타났던 이유는 여성호르몬의 작용 때문이었던 것이다. 이번에는 마늘추출액을 쥐에게 꾸준히 투여하자 암컷 쥐가 수컷 쥐보다 성장 징후가 더 빠르게 나타났다.

이와 같이 여성 호르몬이 약의 흡수량과 효과 여부를 크게 좌우하는 만큼 마늘의 효능 또한 남성보다 여성에게 더 지속적이고 빠르게 나타난다.

4 마늘의 효능

기초체력 보강과 간의 보호

고대부터 마늘의 약효는 잘 알려져 있었다. 고대 이집트에서 피라미드를 건설 할 때 노예들에게 마늘을 먹여 중노동과 더위를 견디게 했다는 기록이 있다는 것을 앞에서 밝힌 바 있다. 이집트인들은 당시 마늘에 스태미나를 증진시키는 신비한 효과가 있다고 믿었기 때문이다.

이렇게 마늘은 예로부터 혹독한 중노동을 견디고, 체력을 유지하기 위해 널리 이용되어 왔다. 당시 사람들은 어떻게 과학적으로 뒷받침할 근거가 없었음에도 불구하고 마늘의 효능을 알게 되었을까? 그것은 아마도 앞선 사람들에게 물려받은 지식과 삶에서 스스로 터득한 지혜 때문이었을 것이다.

방서防暑, 방한防寒 작용

마늘을 좋아하는 민족을 사는 지역의 기후에 따라 조사해 보았더니 매우 재미있는 결과가 나왔다.

북방의 한대지방에 사는 민족과 남방의 열대지방에 사는 민족은 모두 마늘을 즐겨 먹어 소비량이 많은데, 비해 그 중간의 적온지역適溫地域에 사는 사람들은 마늘과 같이 맛과 향이 강렬한 식품을 애호하지 않는 것으로 나타났다.

이 자료는 물론 개개인을 세밀히 분류해서 조사한 것은 아니다. 또 추운 곳의 사람이나 더운 곳에 사는 사람이라도 기호에 따라서 마늘을 좋아하는 사람도 있고, 싫어하는 사람도 있어 그 기호의 차이를 말하는 것 또한 아니다. 이것은 어디까지나 총체적인 통계자료이다. 하지만 극지방이나 열대지방에 사는 사람들이 왜 마늘을 즐겨 먹는지에 대해선 추측할 수 있다. 그것은 바로 마늘이 추위를 견디거나 더위를 방지하는데 좋은 최적의 식품이기 때문이다.

마늘은 몸을 따뜻하게 해서 신진내사를 왕성하게 해주고, 묵은 피를 배출해서 세포가 새롭게 만들어지는 것을 도와준다. 이를 한방에서는 온보溫補 작용이라고 하는데 몸을 따뜻하게 해서 추위를 견디어내는 근원이 된다는 것이다.

마늘이 더위를 방지하는 이유는 마늘로 인한 내구력의 증강이 더위에 지치지 않는 체력을 만들어 주기 때문이다. 중국의 본초학 연구서 《본초강목》에는 말을 타고 달리던 사람이 더위를 먹어 갑자기 말에서 떨어져 위독한 상황에 처했는데, 마늘즙을 물에 타서 먹였더니 잠시 뒤에 깨어났다는 이야기가 기록되어 있다.

사례 1

어느 공장의 용광로 옆에서 일하는 사람들에게 간장에 담근 마늘장아찌를 먹게 하여 건강과 마늘과의 관계를 조사하였다. 이곳에서 근무하는 사람들은 일을 하다가 갈증을 느끼면 소금물을 마셨는데, 이 근로자들을 두 팀으로 나누어

한 쪽은 지금까지와 마찬가지로 소금물을 마시게 하고, 다른 한 쪽은 마늘장아찌를 먹게 했다.

   처음에는 큰 차이가 없었으나, 3~4일이 지나자 마늘장아찌를 먹은 사람들이 피로를 훨씬 적게 느낀다는 것을 알게 되었다. 이것은 마치 생수를 마신 경우와 소금물을 마신 경우, 소금물을 마신 쪽이 생수를 마신 쪽보다 피로감이 훨씬 적은 것과 마찬가지로 소금물보다 마늘장아찌를 먹는 것이 훨씬 피로감이 적다는 것이다. 이것은 마늘장아찌에 함유된 다량의 염분과 마늘이 함유하고 있는 내구력 증강성분이 작용한 것으로 보인다.

이처럼 마늘은 더위 방지에 좋을 뿐만 아니라 내한성耐寒性이 뛰어난 신비의 식품이다.

   중국 원나라의 농학자 왕정王禎이라는 사람이 쓴 《농서農書》라는 책에는 마늘의 효용에 대해 다음과 같이 쓰고 있다.

맛이 오래도록 변하지 않아 생生을 도울 수가 있고, 먼 곳으로 운반할 수도 있다. 냄새가 나고 썩은 것을 변화시켜 신기한 것맛있는 것으로 바꾸며, 요리를 할 때 짠 국물이나 간장의 주재료가 된다. 여행시 휴대할 때는 염풍炎風, 더위, 장풍말라리아 등의 역병에 걸리지 않게 하고 애석썩은 고기포의 독을 먹어도 해를 받지 않게 한다. 여름철에 마늘을 먹으면 더위를 물리친다. 마늘은 가장 훌륭한 약이 되는 식품이니 평소에 많이 먹으면 큰 도움이 된다. 세상에 존재하는 많은 식품 가운데에서 이만큼 효용이 뛰어난 식품은 없을 것이다.

면역성 증강

과학이 눈부시게 발달한 오늘날에도 인체구조의 작용에 대해서는 아직 밝혀지지 않은 것이 너무나도 많다. 그 하나가 인체의 면역성이다. 면역성이란 체내로 침입하려는 유해한 이물질을 스스로 격퇴하거나, 체내로 들어온 것을 몸 밖으로 몰아내는 작용을 말한다. 만약 몸에 해가 되는 음식물을 섭취했을 경우 우리의 몸은 될 수 있는 한 신속하게 그 유해물을 배설해버리려고 한다. 이렇게 훌륭한 메커니즘으로 인체는 유해한 물질의 침입으로 생명을 지키고 보호하는 것이다.

상한 음식을 먹었을 때에는 장의 세포가 그것을 재빨리 배출하기 위해서 활동한다. 그 능력이나 스피드는 장세포의 기능을 촉진시켜주면 한 단계 더 향상된다. 이 기능을 높여주는 것이 바로 마늘이다. 마늘에는 변비, 설사 모두 치료하는 빼어난 정장작용이 있다.

식욕부진 해소

식욕이 감퇴하거나 위가 쓰린 경험은 누구나 다 있을 것이다. 더위가 기승을 부리는 여름에는 시원한 청량음료를 많이 마시게 되고, 기름진 요리는 보기만 해도 느끼한 경우가 있다. 이것은 위와 장과 같은 소화기관의 기능이 떨어졌기 때문에 일어나는 현상이다. 위장의 기능이 나빠지면 소화액을 분비하는 작용이 약화되어 소화 시간이 많이 걸릴 뿐 아니라 소화 상태도 나빠져 영양섭취에 장애가 생기고 당연히 컨디션도 나빠진다. 이러한 상태일 때에는 입맛을 돋우고, 약간 자극적인 음식을 먹어 기능이 떨어진 위장에 원기를 넣어주어야 한다.

예를 들면 고추나 생강, 겨자 등의 향신료를 이용하는 것이다. 짜릿한 자극이 있는 향신료는 식욕과 소화력을 증진시키는 작용뿐만 아니라, 요리에 특유한 풍미를 곁들여 음식을 한층 더 맛있게 해주는 일석이조의 효과가 있다.

인도와 그리스, 스페인 사람들은 매운 향신료를 눈에서 불이 날 정도로 요리에 많이 사용하며, 우리나라 전통 요리에도 고춧가루가 사용된다. 향신료는 상용한다고 해도 아주 적은 양이고 영양가가 높아지는 것도 아니다. 하지만 매운 향신료를 요리에 첨가함으로써 맛과 향이 한층 좋아질 뿐만 아니라 상하기 쉬운 음식을 오래 보관할 수 있도록 기간도 연장시켜 준다.

마늘은 향신료로 때로는 주재료로 동서양을 막론하고 요리에 사용되고 있다. 마늘이 다른 향신료와 달리 차별성을 가지고 있는 점은 영양이 풍부하고 효과가 뛰어나다는 것이다. 마늘을 '만병의 약'이라고 하는 이유는 꾸준히 복용하면 식욕이 증진되어 자연적으로 체력이 튼튼해지기 때문이다. 게다가 마늘 자체의 여러 가지 약효가 더해지기 때문에 질병이 근접을 못하게 하는 건강한 몸을 만들 수 있다.

감기 예방

감기에 마늘과 생강이 좋다는 것은 익히 들어 알고 있을 것이다. 다음과 같은 실험을 통해 감기에 마늘이 정말 효과가 있는지 알아보자.

실험쥐에게 가벼운 마취를 하고 코끝에 유행성 감기인플루엔자의 바이러스를 함유한 물을 한 방울 떨어뜨려 감기에 걸리게 했다. 감기에 걸린 쥐는 털에 윤기가 없어지고, 식욕도 잃더니 1주일 후에 죽어버렸다. 그 쥐를 해부해보니 폐 전체가 검붉은 빛으로 충혈 되어 있었다.

이번에는 코로 감기의 바아러스를 들이마시게 한 쥐에게 마늘추출액을 투여해보았다. 쥐의 증상은 서서히 개선되었지만, 면역성이 약한 쥐는 끝내 죽고 말았다.

이번에는 감기 바이러스에 감염시키기 10~15일 전부터 쥐를 두 그룹으로 나누어 마늘추출액의 양을 다르게 하여 매일 투여해 보았다. 그 결과, 마늘을 다량으로 투여한 쥐는 거의 감기에 걸리지 않았고, 소량으로 투여한 쥐는 대부분 감기에 걸리기는 했지만 죽지 않고 회복되었다. 이 실험을 통해 마늘에는 감기를 예방하는 힘이 있다는 것이 입증되었다.

유행성 감기가 유행하는 계절이 되면 병원에 예방주사를 맞으러 간다. 그렇다면 백신만으로 감기 예방이 충분할까? 그래서 이번에는 백신과 마늘추출액이 얼마나 감기 예방 효과가 있는지 실험해 보았다.

마늘추출액을 다량과 소량, 그것도 마늘만 15일 전부터 투여한 그룹과 백신과 마늘을 병용한 그룹, 백신만 투여한 그룹으로 나누어 인플루엔자의 예방효과를 조사하였다.

그 결과 백신의 접종으로 인플루엔자를 예방하는 힘이 상당히 있다(85%)는 것을 알았다. 그러나 마늘추출액의 감기 예방효과는 그 이상으로 마늘을 15일 동안 다량

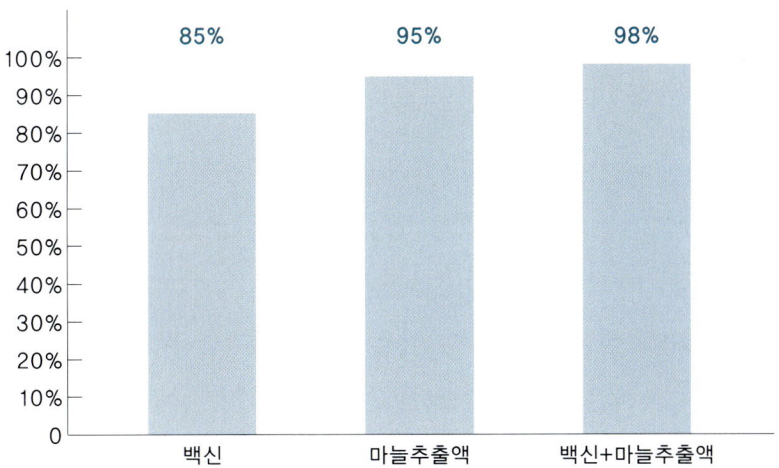

마늘추출액과 백신의 감기예방 효과

으로 투여 받은 쥐의 대부분95%은 유행성 감기에 걸리지 않았다. 또 마늘추출액을 평소에 꾸준히 다량으로 섭취하고, 백신을 병용한 그룹에서는 더욱 예방효과가 높다는 것98%을 알았다.

바이러스 등의 병원체에 감염되면 우리의 몸속에서는 이를 방어하는 물질이 만들어진다. 그래서 인플루엔자에 감염된 쥐의 혈액을 채취해서 그 면역성이 있는지의 여부를 검사해 보았다. 백신만 접종한 쥐의 경우 1주일이 지나자 면역성이 나타나기 시작하여, 2주일이 지나자 활성화 되었다. 그러나 마늘을 다량투여했거나, 마늘을 다량 투여하고 백신의 접종을 병용한 쥐의 경우에는 감염의 2~3일 째부터 많은 활성물질이 나타나 병원체의 작용을 저지하는 힘이 강해진다는 것을 알았다.

이와 같이 마늘을 꾸준히 섭취하고 있으면 감기 바이러스에 감염되어도 발병을 저지할 수 있다. 마늘이 감기의 예방에 매우 좋은 효과가 있다는 것이다. 마늘은 일반적으로 수컷보다 암컷에게, 남성보다 여성에게 효과가 더 뚜렷하게 나타나는데, 감기 바이러스에 대한 마늘 실험에서는 성별에 따른 효과의 차이는 없었다.

◀ 사례 1 ▶

어느 중년남자는 어려서부터 목이 약해서 환절기가 되면 항상 감기에 걸려 편도선염을 앓았었는데, 마늘을 애용하고부터는 감기에 걸리지 않게 되었다고 한다.

그의 마늘 이용방법은 매일 아침마다 된장국에 다져넣거나, 국물에 섞어서 먹거나, 구운 마늘을 먹는 등 아주 간단하였는데, 자주 아팠던 목이 확연하게 좋아졌다고 한다.

◀ 사례 2 ▶

이 방법은 어느 요리학원의 원장이 발명 하였다.

먼저 불을 피워서 석쇠를 올려놓는다. 석쇠가 달구어지면 껍질을 까지 않은 생마늘을 올려놓고 빈 깡통을 덮어서 익히는데 숯덩이처럼 되면 꺼내서 절구에 찧어 가루로 만든다. 그 가루를 캡슐에 넣어 매일 아침 1개씩 복용한다. 마늘 냄새가 전혀 나지 않는 이 캡슐은 감기와 설사를 예방하는 데 효과가 있다고 한다.

◀ 사례 3 ▶

중국에서 발표한 의학 보고서에 따르면 마늘이 유행성 감기를 예방하는 작용이 있다고 한다. 그 보고서에 따르면 3%의 프로카인이라는 약품을 첨가한 농도 10%의 마늘즙을 매일 3회씩, 1회 6~8방울을 콧구멍에 3일간 떨어뜨렸더니 유행성 감기가 예방되었다고 한다.

감기 증상의 악화를 방지

'감기는 만병의 근원'이라는 말이 있다. 감기를 만만하게 보고 그대로 방치하면 여러 가지 합병증을 유발할 수 있으므로 조심해야 한다. 감기에는 콘몰콜드, 다시 말해서 통상적인 감기와 바이러스성 감기가 있다. 통상적인 감기란 몸이 차가운 바람에 노출되거나, 잘 때 이불을 차내 몸으로 한기가 들어가 걸리는 감기를 말한다.

바이러스성 감기는 인플루엔자라 부르며 A형, B형 등으로 이름이 붙여진 바이러스에 의한 것으로 전염성이 있다. 이 바이러스는 환자의 목구멍이나 기관지에 번식해서 호흡이나 가래를 뱉어냈을 때 분출되어 주위 사람의 코나 입으로 흡입되어 감염된다.

 이 인플루엔자 바이러스가 일으키는 반응이 대단한 것은 아니다. 몸을 따뜻하게 해서 편히 쉬는 것만으로도 바이러스에 대한 항체가 자연적으로 생겨서 낫는다.

 그러나 감기에 한 번 걸리면 여간해선 떨어지지가 않는 사람이 있다. 이는 감기에 걸린 뒤 목구멍이나 코의 점막이 거칠어져 거기에 있던 세균이 갑자기 발작을 일으켜 감기증상을 지속적으로 악화시키기 때문이다.

 코감기에 걸리면 투명하던 콧물이 진하고 끈적거리는 누런 코로 변한다. 이 점액이 목구멍을 지나, 기관지로 이동하면 기침이 나오고, 기관지에 막혀 있는 점액이 배출되는 것이 가래다. 이와 같이 가벼운 감기에 걸렸을 때 호흡기의 점막이 약해지면 조금만 찬바람에 몸을 노출시켜도 콧물이 나온다. 감기에 걸리기 쉬운 사람, 1년 내내 감기가 떨어지지 않는 허약한 사람은 건강하게 체질개선을 하면 감기로부터 몸을 지킬 수가 있다.

 체력증강 또는 체질개선을 하려면 마늘을 먼저 찾아라. 마늘이 유행성 감기 바이러스의 침입을 직접 배제하거나, 바이러스를 살균할 수는 없지만 목구멍이나 코에 늘어 붙어있는 세균에 대한 효과, 다시 말해서 2차 감염을 방지한다는 점에서는 대단한 효과가 있다.

 감기 초기에는 마늘의 추출액을 따뜻하게 해서 마시거나, 얇게 저민 마늘과 생강을 섞어 끓여 먹고 땀을 내는 것이 좋다.

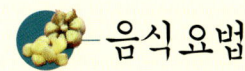 음식요법

김과 파래

김에는 단백질이 풍부하게 함유되어 있어 '바다의 고기'라고 부른다. 또한 시아노코발라민이라는 비타민 B12가 있어 악성빈혈을 예방하고 치료한다. 파래에는 메칠메치오닌과 비타민 A가 있어 담배의 니코틴을 해독하고, 간 기능을 활성화시켜주는 작용을 한다. 살짝 구워 먹거나 날 것으로 섭취하는 것이 좋다.

연근, 연자

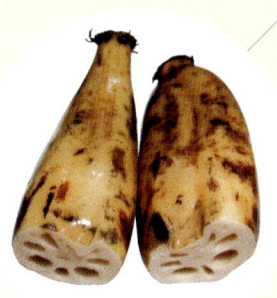

연근에는 유리아미노산인 아스파라긴, 알기닌, 트로신, 레시틴이 있어 면역성과 정력 증진, 인슐린 생성 촉진 등 전반적으로 인체에 미치는 효과가 큰 음식이다.
연자에는 단백질이 다량 함유되어 자양강장, 신체 허약, 설사병으로 인해 체력이 약해졌을 때 몸을 회복시키는 데 좋다. 연근을 잘게 쪼갠 다음 말려서 볶아 차를 끓여 마시거나, 연자를 잘 쪄서 으깬 다음 쌀과 함께 죽을 쑤어 먹어도 좋다. 또는 간장에 조려서 반찬으로 먹어도 좋다.

감초

콩과의 여러해살이풀로 붉은 갈색의 뿌리는 단맛이 난다. 중국의 동북부, 몽골이 원산지로 세계 각지에서 약초로 재배한다. 감초 속에 들어 있는 글리시리친이 가수분해에서 얻어지는 글루쿠론산은 간에서 유독물질과 결합한 후 글루쿠론산염으로 변화되어 간의 해독작용을 한다. 한약재나 녹차, 홍차, 결명자, 구기자, 산수유, 대추, 인삼, 홍삼 등과 함께 넣어 끓여 마시면 효과를 볼 수 있다.

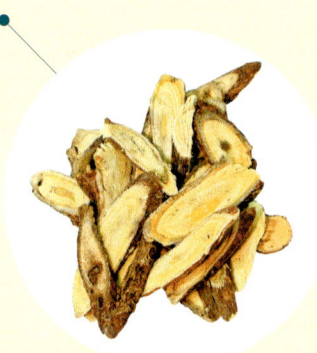

영지버섯

불로초과의 버섯으로 기와 혈을 조정하는 작용을 한다. 또한 체액의 산성화와 체질의 약화를 예방하는 역할을 한다. 한국, 일본, 북반구의 온대 이북에 분포하며 보리차와 함께 넣어 항시 복용하거나 말려서 약용하는 것이 좋다.

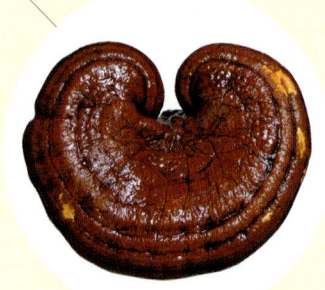

고들빼기

국화과의 두해살이풀로 어린잎과 뿌리는 식용한다. 한국, 중국 등지에 분포하며 산이나 들에서 자란다. 잎과 뿌리는 고지혈증의 지질대사를 개선시켜 주며 지방간으로 인한 간세포의 손상을 회복시키는 기능은 물론 증세의 악화를 지연시켜 준다. 주로 나물이나 김치로 만들어 먹는다.

민들레(식용)

민들레에는 비타민이 풍부하다. 맛은 약간 쓰고 은은한데, 어린잎일수록 쓴맛이 적다. 잎은 먹고 한방에서 꽃이 피기 전의 뿌리와 줄기는 땀을 내게 하거나 강장약으로 쓴다. 한국, 중국 등지에 분포하며 국거리, 나물로 먹고 새잎은 고추장에 찍어 먹는다.

흑염소

육질은 지방질이 적은 편이고 근육섬유가 부드러워 소화가 잘 된다. 비타민 E와 무기질인 미네랄 성분 중 칼슘 함량이 많은 것이 특징이다. 특히 생식기계통의 보강이나 비뇨기계통, 신경계, 조혈강장계, 내분비계통이 허약한 사람에게 특효이다.

잉어

잉어에는 단백질, 지질, 당질, 칼슘, 인, 철, 나트륨, 칼륨 등 영양분이 풍부하여 임신 전후나 임신 중에 먹으면 체력이 보강된다. 특히 잉어 뱃속에 말린 대추 50개를 넣고 푹 삶아 국물을 5~6회 나누어 마시거나, 잉어를 삶은 물에 쌀과 마늘, 생강을 넣어 죽을 끓여 먹으면 좋다.

참깨, 들깨

《신농본초경神農本草經》에 깨는 허약한 체질과 오장육부를 다스리며, 기력을 도와준다고 기록되어 있다. 이 밖에 깨는 두뇌를 좋게 하고, 위와 장의 기능을 활발하게 하여 주며, 혈맥을 잘 통하게 해주어 두통을 없애주며 피부를 윤택하게 해준다.

 인도, 아프리카가 원산지이고 한국, 일본, 미얀마, 북아메리카 등지에 분포하며, 씨는 양념으로 쓰고 잎은 한방에서 강장제로 쓴다.

마늘 요법

피로회복 - 구운 마늘 5~10개를 1회분 기준으로 1일 2~3회씩 10일 이상 복용한다. 주침해서도 복용한다.

감기 - 마늘 5g과 생강 8g 또는 생마늘 2~3개를 1회분 기준으로 달여서 하루 2~3번 2일 정도 복용한다. 생마늘을 생식하거나 주침해서 복용해도 효험이 있다.

가래 - 구운 마늘 5~10개를 1회분 기준으로 하루 2~3번 1주일 동안 복용한다.

기침 - 마늘 5~10개와 갱엿(붉은 빛깔이 나는 엿) 30g을 1회분 기준으로 장복하면 좋다.

소화기 치료와 예방

위나 십이지장의 점막부위에 상처가 생기거나 그 점막의 일부가 결손된 것을 궤양이라고 한다. 위궤양은 유럽인보다 동양인에게 많이 발생하며, 여성보다 남성에게 많이 발병한다. 또 젊은 사람보다 중년 이상인 사람에게서 많이 볼 수 있다.

궤양은 초기에는 바늘구멍 정도의 상처로 시작되지만, 진행되면 위나 십이지장에 구멍이 뚫리고 마지막에는 먹은 음식물이 복강腹腔으로 나와 버리게 된다.

궤양이 생기는 이유는 무엇일까? 위와 장의 주된 기능은 먹은 음식물을 소화시키는 것이다. 위는 음식물을 소화시키기 위해서 강한 산성PH2~3인 위액을 분비한다. 이때 위액은 염산과 펩신 등으로 구성되며, 단백질이 장에서 소화하기 좋도록 분해하는 작용을 한다.

위도 단백질로 되어 있는데, 위벽은 위액으로는 소화되지 않는다. 위에는 자기의 점막을 지키는 힘이 있기 때문이다. 하지만 식사가 불규칙하거나 과식, 스트레스 등의 원인으로 위점막의 자기 방어력이 없어지는 경우가 있다. 그렇게 되면 위액은 섭취한 음식물과 마찬가지로 위의 점막을 공격해서 분해하기 시작한다. 이것이 위궤양의 직접적인 원인이 되는 것이다. 십이지장궤양도 같은 현상으로 시작된다.

위나 장의 벽이 위액에 의해 손상되는 것은 위장의 혈관이 막히거나 경련을 일으키기 때문이다. 위궤양이나 십이지장궤양은 성격이 예민하고, 정신적인 스트레스를 많이 받는 사람이 걸릴 확률이 높다.

현대인들은 많은 스트레스를 받는다. 소음, 대인 관계, 부부관계, 직장 문제 등 초조한 생각에 스트레스를 받는 일은 수 없이 많이 있다. 이 때문에 불면증에 걸리거나 노이로제를 일으키며 위궤양이나 십이지장궤양에 시달리는 사람이 있는데, 이를 예방하고 치료하는 방법을 알아보자.

위장병 극복

우리는 주위에서 위장이 약하여 소화를 못시키고 자주 체하는 사람을 흔히 볼 수 있다. 쌀을 주식으로 하는 민족은 비교적 위장이 약한 사람이 많은데 이는 흰쌀밥을 먹음으로서 하루 섭취량의 칼로리가 초과되고, 필수단백질이 과잉 섭취되어 만성적으로 위가 확장되어 약해졌기 때문이다.

그리고 흰쌀밥으로 인한 위의 혹사에 채찍질을 더하는 것이 설탕의 과다섭취다. 설탕을 많이 먹게 되면 아시드시스경향설탕의 연소가 불완전해서 유산을 생산하는데, 이때 산, 염기(鹽基)의 균형이 무너져 체액이 산성으로 되는 병적현상을 불러일으킨다.

게다가 무리하게 섭취한 육류가 위장 내에서 부패된 발효작용을 하면 전체적으로 칼슘부족, 야채부족, 여기에 운동부족으로 인한 혈행 불량 등이 가중되어 위장의 근육을 이완시켜 증상을 더욱 악화시키는 것이다. 또 짜고 매운 음식도 한 원인으로 꼽힌다.

위장은 정신적인 영향을 많이 받지만 꼭 그런 것만은 아니다. 폭음폭식을 하는 사람, 매일 식사시간이 규칙적이지 못한 사람, 사업상 술을 마실 기회가 많은 사람 등 현대인은 정도의 차이는 있지만 모두가 위장병 환자라고 해도 과언이 아닐 듯싶다.

그런데 식사 때 마늘을 상용하면 흰쌀밥의 폐해를 없앨 수 있다. 그것은 마늘에 들어있는 알리신이 위나 장의 점막을 자극해서 소화효소의 분비를 촉진하는 작용을 하기 때문이다.

그러나 위장이 약한 사람이나 위장병 환자가 마늘을 복용할 때는 작용을 완만하게 하도록 농도를 희석해서 먹어야 한다.

예를 들면 마늘을 삶거나 구운 것, 우유나 달걀로 함께 요리한 것을 먹는다. 강판에 갈았거나, 얇게 저민 생마늘은 피하도록 한다.

마늘은 우리 몸에 여러 가지 이로운 작용을 하지만 마늘을 많이 먹었다고 다른 음식을 조절하지 않아도 된다는 생각은 금물이다. 야채 특히 푸른 잎을 많이 먹어서 혈액을 알칼리성으로 만들어 주어야 한다. 위가 약한 사람은 설탕이 들어 있는 과자를 많이 먹거나, 술과 커피를 마시는 일을 삼가야 한다. 또한 마늘을 먹고 있다고 해서 소화가 잘 안되는 사람이 위장이 튼튼한 사람과 똑같이 과식해서는 안 된다.

위장병을 치료함으로서 다른 질병이 함께 치료되는 경우가 있다. 한 결핵환자는 위장이 약해서 결핵약을 복용할 수 없어 고생하고 있었다. 이 사람에게 미량의 마늘을 꾸준히 먹도록 권했더니 위장이 매우 튼튼해졌고, 이로 인해서 소화흡수력이 강해져 결핵약도 먹을 수 있게 되었다. 물론 결핵도 치유되었다.

마늘을 적당량 꾸준히 섭취함으로서 위장이 근본적으로 튼튼해지는 것이야말로 마늘 건강법의 첫걸음이다. 위장은 음식과 신체를 결부시키는 소중한 장기이기 때문이다.

변비 치료

고서를 펼쳐보면 가끔 재미있는 병이 기록되어 있다. 그 중 하나가 '관격창만關格脹滿'이라는 병이다. 이 병은 직장의 아래 부위에 대변이 딱딱하게 굳어 배가 팽팽하게 불러 요도까지 압박하여 대변과 소변이 모두 침체된 증상이 나타난다. 지금으로 말하면 변비가 심해 증상으로 생각된다.

이럴 때 지금은 관장을 하지만 옛사람들은 아주 재미있는 방법으로 치료하였다. 독두산獨頭蒜, 풋 것인 통마늘을 불에 구어 물렁물렁해졌을 때 껍질을 깐 다음 헝겊으로 싸서 항문에 밀어 넣는다. 그러면 잠시 뒤에 변통이 되고, 요도의 압박도 제거되어 소변도 순조롭게 나오게 된다. 이 방법은 마늘을 외용적으로 사용한 것이다.

　마늘과 양파를 많이 섭취하면 과다한 육식으로 변비가 생기기 쉬운 사람도 원활하게 통변을 할 수가 있다. 특히 우유나 요구르트 같은 통변을 촉진하는 음료를 함께 마시면 변비로 고생하는 일은 없을 것이다.

　오랫동안 변비로 고생하고 있는 환자는 주저 말고 생마늘을 먹어 보라. 틀림없이 시원스레 통변이 될 것이다. 때에 따라서는 약간 묽은 변이나 설사가 나올 지도 모른다. 그러나 마늘로 인한 설사는 일시적인 것이고, 점차 호전된다. 이 때 과일이나 푸른 야채를 함께 먹으면 더욱 효과가 있다.

음식요법

고구마

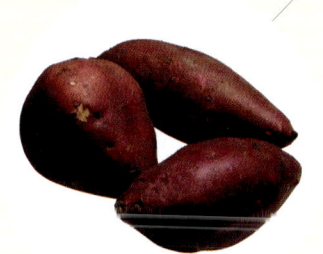

고구마는 비타민 C가 많고, 열을 빨리 내리는 작용을 한다. 겨울철에 야채가 부족하기 쉬운 때에 비타민의 공급원으로 좋은 알칼리 식품이며, 섬유질이 많아 변비와 동맥경화증에 좋다.

장내에서 발효하여 뱃속에 가스가 차기 쉽지만 소화흡수가 잘된다. 또한 고구마는 체력을 증진시키고, 위장을 튼튼하게 하며, 정력을 증진시키는 등 인체에 매우 좋은 식품이다. 칼슘과 인이 풍부하고, 고구마의 비타민 C는 열에 강하여 가열해도 파괴되지 않는다.

쑥갓

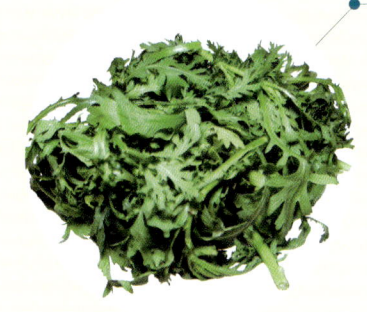

쑥갓의 엽록소는 말초혈관을 확장하여 혈압을 낮추며 쑥갓의 쓴맛은 심장의 기능을 강화한다. 쑥갓에는 카로틴이 많아 성인병과 폐암을 예방한다. 또한 셀렌이 많아 항산화작용을 하고, 심장병을 예방하며, 성기능장애에 효과가 있다.

《동의고전東醫古典》에 쑥갓은 신경질적이며 불안정

한 기분상태를 진정시키고, 소화를 촉진시켜 주며, 위와 대장의 활력을 높인다고 기록되어 있다. 또 쑥갓은 몸을 덥히고 대소변이 잘 통하게 하는 작용을 한다.

시금치

시금치의 단백질에는 일반 곡류에 적게 들어 있거나 거의 없는 필수아미노산인 리신, 트립토판이 많을 뿐 아니라 시스틴도 상당한 양이 들어 있고 위액과 췌장액의 분비를 촉진시키는 스피니츠 세크레틴과 플라보노이드, 비타민 A, C, E, K를 비롯한 여러 가지 비타민 등이 많이 들어 있다. 그 밖에 철, 구리, 칼슘, 요오드 등도 풍부하다.

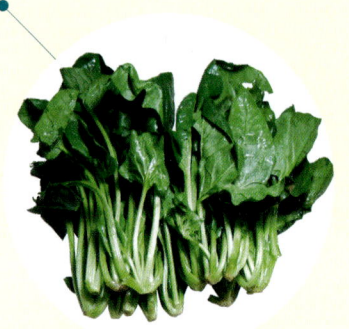

시금치는 물질대사를 왕성하게 하고, 혈액 중의 콜레스테롤 함량을 낮춘다. 변비, 배뇨장애, 고혈압, 당뇨병, 눈의 충혈, 암·심장병의 예방에 좋으며 황산화작용도 한다.

그러나 시금치에는 수산이 많아 몸 안에서 수산결석을 만들 수 있기 때문에 신장질병이 있을 때는 제한해야 한다. 시금치에 볶은 참깨나 깨소금을 뿌려 먹으면 결석 생성을 예방할 수 있다고 한다.

무

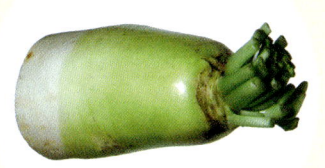

무의 94%는 수분이고, 단백질과 지방, 탄수화물은 소량 함유되어 있다. 이처럼 무는 영양가가 높지는 않으나, 소화에 좋은 영향을 주는 아밀라아제, 펩신, 트립신 등의 효소들이 많으며 디아스타제, 옥시라아제와 아미노산, 비타민 B1, B2, C, 칼슘, 인, 철, 요오드 등이 들어있다. 무는 주로 항균작용, 해열작용, 이뇨작용을 한다. 또한 무즙에는 담석이 생기는 것을 막는 물질이 있다.

무로 생채나 물김치를 만들 때 오이를 섞으면 무의 비타민 C가 많이 파괴된다.

바나나

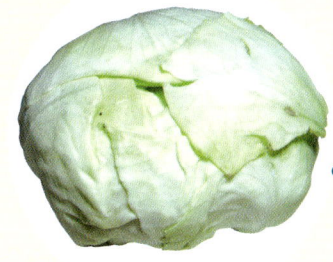

고형분이 많은 식품으로 수분, 당질, 녹말, 설탕, 포도당, 과당 등으로 이루어져 있다. 맛과 향이 좋은 바나나는 생과일 중에 칼로리가 가장 높아 식사대용으로 각광받고 있으며, 천연 식이섬유로 쾌변을 유도한다.

양배추

양배추에는 비타민 A, B1, B2, C, E, U, 칼슘, 철분, 아미노산이 풍부하여 위궤양, 십이지장궤양, 결핵, 고혈압에 좋다. 삶으면 비타민 C 외에도 다른 비타민이 파괴되고, 효소는 전부 소멸되므로 날 것으로 먹거나 즙으로 마시는 것이 좋다.

사과

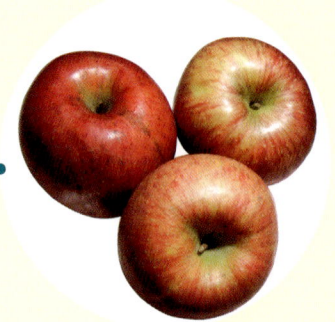

사과의 주성분은 당분으로 과당, 포도당, 설탕, 소르비톨 등으로 이루어져 있다. 피로를 풀어주며 식욕증진, 설사와 변비 예방, 소화불량 치료에 좋다. 섬유소를 파괴하지 않고 흡수하려면 통째로 생식하거나 주스로 만들어 먹는다.

생강

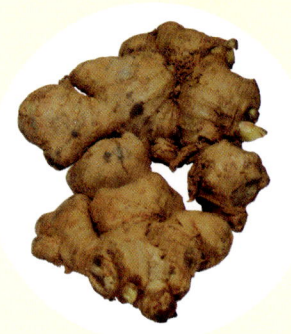

매운맛을 내는 정유 성분은 지방질의 소화 흡수를 촉진하는 담즙 분비를 증가시킨다. 생강은 주로 한방이나 조미료로 사용되며, 항궤양작용, 변비 예방, 설사를 멈추게 하는 정장기능, 통증완화, 진해작용이 있다.

요구르트

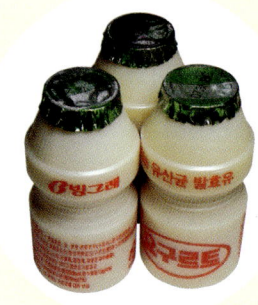

요구르트는 매일 꾸준히 먹는 것이 좋다. 요구르트를 먹으면 변비가 없어지고, 혈청콜레스테롤이 낮아진다. 또한 요구르트는 성장촉진작용, 항암작용, 항균작용 등을 하고 노화를 늦춘다.

　요구르트는 우유에 젖산균을 넣고 발효시켜 만든

다. 단백질을 비롯하여 비타민(특히 A, B2)과 광물질 등이 들어 있어 우유의 영양가를 거의 그대로 가지고 있다. 흡수가 잘되므로 우유를 먹으면 설사하는 사람에게 효과가 있다.

매실

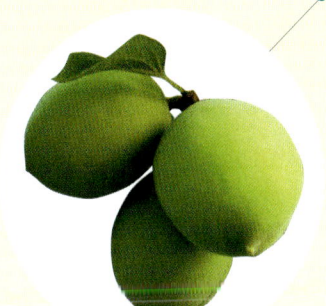

매실에는 무기질, 비타민, 유기산시트르산, 사과산, 호박산, 주석산이 풍부하고 칼슘, 인, 칼륨 등의 무기질과 카로틴도 들어 있다. 그 중 시트르산은 당질의 대사를 촉진하고 피로를 풀어주며, 유기산은 위장의 작용을 활발하게 하고 식욕을 돋우는 작용을 한다.

또한 매실은 알칼리성 식품으로 피로회복에 좋고 체질개선 효과가 있다. 특히 해독작용이 뛰어나 배탈이나 식중독 등을 치료하는 데 도움이 되며, 신맛은 위액을 분비하고 소화기관을 정상화하여 소화불량과 위장 장애를 없애 준다. 변비와 피부미용에도 좋고 산도가 높아 강력한 살균작용을 한다. 최근에는 항암효과가 있는 식품으로도 알려졌다.

냉이

냉이에는 비타민 A, C가 많이 함유되어 있어 간, 위, 신장의 기능 강화, 고혈압 등의 순환기계 질환과 출혈성질환에 효과적이다. 냉이를 즙내어 술에 타 마시면 장출혈이 멈추고, 냉이 뿌리를 말린 뒤 불을 붙여 높으면 좋은 향이 나고, 모기도 쫓을 수 있다.

후추

후추나무의 열매로 후추는 단백질, 지방질, 철로 이루어져 있다. 열매가 익기 전에 따서 말리면 검어지는 것이 흑후추, 완숙한 열매의 외피를 제거하고 건조한 것이 백후추이다. 주로 음식의 양념으로 사용되는데, 소화촉진, 변비치료, 정장작용 등을 한다. 후추기름에는 리놀렌산이 함유되어 있어 동맥경화 등 순화기계통의 질병에도 탁월한 효과가 있다.

가물치

민물고기인 가물치는 단백질, 비타민 A, B1, B2가 함유된 알칼리성 식품이다. 비장과 위장의 기능을 활성화, 원기를 돋워 주며 혈액의 양도 늘려 주고 부기도 빼준다. 약간의 참기름과 소금을 넣고 끓여서 곰탕으로 먹는다.

 마늘 요법

변비 - 주침해서 1일 2~3번 1주일 이상 복용한다.

설사 - 구운 마늘 5~10개를 1회분 기준으로 2~3번 복용한다.

위경련 - 구운 마늘 5~10개를 1회분 기준으로 1일 2~3번 2~3일 먹는다.

음식체 - 구운 마늘 5~10개를 1회분 기준으로 1일 2~3번 5일 먹는다..

순환기 치료와 예방

빈혈증 개선

빈혈은 보통 혈액 속의 헤모글로빈혈색소의 양이나 적혈구의 수가 감소되는 증상으로 적혈구의 수가 정상범위 이하로 내려간 상태를 말한다. 건강한 사람일 경우 1㎣의 혈액 속 적혈구 수는 남성은 평균 400~530만개, 여성은 380~ 480만개이다.

임의로 선별한 남성과 여성을 각각 50명 씩 모아 놓고, 마늘이 빈혈에 효과가 있는지 실험하였다. 이들을 남녀별 각 10명씩 21~30세, 31~40세, 41~50세, 51~60세, 61세로 나누어 남녀별, 연대별로 그룹을 나누었다.

실험을 하기 전에 혈액을 검사하였더니 38세인 한 남성의 적혈구 수가 310만, 42세인 다른 남성의 적혈구 수가 310만으로 빈혈 증세가 있었다. 또 50세 여성의 한 사람의 적혈구 수가 210만으로 이 실험에 참가한 100명의 참가자 중에서 빈혈 증세를 가진 사람은 모두 3명이 있었다.

실험에 참가한 사람 모두에게 매일 일정한 시간에 일정량의 마늘추출액을 먹게 했다. 그리고 마늘추출액을 먹기 시작한지 10일 뒤, 20일 뒤, 30일이 지나 혈액을 검사해 보았다.

이 실험이 시작하긴 전 원래 빈혈 증세가 있었던 3명을 집중적으로 조사해보니, 마늘추출액을 복용한지 30일이 지나자 적혈구 수가 310만이었던 남성은 495만으로, 250만이었던 남성을 405만으로, 또 210만이었던 여성을 390만으로 모두 적혈구의 수치가 정상범위로 상승되어 있었다.

이 실험을 통해 마늘을 꾸준히 일정한 시간에 먹으면 빈혈 증상을 호전시킬 수 있다는 것이 증명 되었다.

동맥경화증 예방

뇌졸중이나 심장병을 불러일으키는 원인이 되는 동맥경화증은 생각하기에 따라서는 암 이상으로 두려운 병이다.

동맥경화증은 동맥의 벽이 두꺼워지고 굳어져서 탄력을 잃는 질환으로 혈액 중 콜레스테롤고등 척추동물의 뇌, 신경 조직, 부신(副腎), 혈액 따위에 많이 들어 있는 대표적인 스테로이드. 광택이 있는 하얀 비늘 모양 결정으로 물, 산(酸), 알칼리에 녹지 않고 알코올, 아세톤에는 녹는데, 몸 안에서 다른 물질에 피가 녹지 않도록 혈구(血球)를 보호하여 준다. 혈액 중 이 양이 많아지면 동맥 경화증이 나타난다.의 양이 많아지면 나타난다.

콜레스테롤은 음식물에서 섭취되는 동시에 체내에서도 끊임없이 합성되고 있어 양적으로는 체내에서 만들어지는 콜레스테롤이 훨씬 많다.

그런데 콜레스테롤이 혈액 속에 증가되면 이것이 차츰 혈관의 벽에 침착해서 혈관이 가늘어져 혈액의 유통을 악화시켜 혈관을 딱딱하고 약하게 만든다. 수도관에 비유하면 물속의 침전물이 관벽에 달라붙어 점점 물의 흐름이 불규칙해지고, 양이 적어지는 것이다.

동맥경화증은 나이가 들면서 자연스럽게 생기는 병이 아니다. 사람에 따라서는 젊어서 동맥경화증세가 나타나는 경우도 있다.

이와 같은 혈관의 경화는 전신에서 일어나는 것이 아니라 뇌와 심장, 신장 등 혈관이 집중적으로 모여 있는 곳에 나타난다. 동맥경화가 진행되면 중요 장기에 혈액이 충분히 보내지지 않기 때문에 장기의 작용이 크게 떨어져 여러 가지 병이 생기게 된다.

뇌혈관에 경화가 나타나면 혈액의 흐름이 나빠지거나 혈관이 막히는데, 이를 뇌혈전이라고 한다. 뇌혈전이 일어나면 뇌의 작용에 이상이 생겨 손발이 마비되거나 언어가 부자유스럽게 된다. 뇌혈전이 진행되면 두통, 현기증에 시달리거나, 수족이 저리며 건망증이 심해진다. 여기에 고혈압이 겹치면 뇌일혈이 일어나 생명까지 위험하다.

또 심장에 경화가 일어나면 협심증이나 심근경색이 일어난다. 심근경색은 심장의 혈관이 막히는 것이 원인인데, 이것이 흔히 말하는 심장마비의 일종이다. 협심증이나 심근경색이 진행되면 조금만 몸을 움직여도 숨이 차거나, 가슴이 두근거린다. 때로는 심장에 압박감을 느끼거나 조이는 것 같은 통증에 시달리며 얼굴이나 수족이 붓는 등의 증상이 나타난다.

신장에 동맥경화가 일어나면 신장이 딱딱하게 되거나 작아진다. 이것을 위축신萎縮腎이라고 하는데, 신장의 기능이 쇠약해지면 요독증을 일으켜 생명이 위험해질 수도 있다.

동맥경화는 식습관으로 예방할 수 있다

덴마크 사람들은 콜레스테롤이 많은 기름에 튀긴 음식이나 지방이 많은 요리를 즐겨먹기 때문에 동맥경화를 일으켜 사망하는 비율이 높다. 이에 비해서 같은 북유럽에 산다고 하더라도 핀란드 사람들은 지방을 많이 섭취하지 않기 때문에 동맥경화가 일어날 확률이 적다고 한다.

콜레스테롤은 간장을 비롯한 체내의 여러 곳에서 만들어진다. 이 콜레스테롤에서 부신호르몬이나 성호르몬이 만들어지는데, 특히 콜레스테롤에서 만들어진 여성호르몬은 동맥경화를 예방하는 작용을 한다. 콜레스테롤은 동맥경화를 불러일으키는 원인이 되지만, 이것이 기본이 되어 만들어지는 호르몬이 반대로 동맥경화를 예방한다는 것은 참으로 오묘한 신체의 메커니즘이다.

동맥경화증은 생명에 치명적인 병을 불러일으킬 수 있는 원인이 되기 때문에 미리 예방하는 것이 좋다. 동맥경화를 예방하기 위해서는 하루 섭취량을 1,800kcal 정도로 제한하고, 식물성 지방을 섭취하며, 당분의 과잉섭취를 삼가는 것이 좋다.

마늘은 고혈압에 효과적이다

혈중 콜레스테롤 수치를 내려주는 효과적인 식품의 하나로 마늘이 손꼽힌다. 적당량의 마늘을 꾸준히 먹으면 콜레스테롤 수치가 내려간다. 또한 고기 요리, 튀김 요리 등 고지방으로 콜레스테롤의 함유량이 많은 음식물에 마늘을 얹어 먹거나, 요리를 할 때 함께 넣으면 콜레스테롤 수치의 상승을 억제하는 효과가 있다.

또한 마늘은 배당체의 작용으로 날 것으로 먹든 식초나 설탕에 절여 매일 한쪽씩 먹든 혈압을 내리는 작용을 한다. 마늘에는 유기게르마늄이 많으므로 몸 안에서 산소공급을 개선하여 피로회복을 촉진한다. 또한 마늘은 말초혈관을 확장하고 소변량을 늘려 동맥경화증, 뇌졸중, 심장병 등을 예방 치료한다. 마늘줄기에는 혈당을 낮추고, 혈액의 응고를 지연시키는 물질이 있다는 연구도 있다. 따라서 출혈이 일어났을 때 지혈이 잘 되지 않는 사람은 마늘을 먹을 때 신중해야 한다.

또한 생마늘을 많이 먹으면 위장점막을 심하게 자극하고 적혈구를 파괴할 수 있기 때문에 위가 약한 사람은 생마늘을 한 번에 먹을 때 2~3개로 제한하는 것이 좋다. 마늘은 삶거나 구워도 강장, 강정작용은 없어지지 않기 때문에 요리를 해서 먹는다.

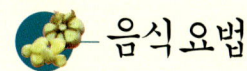 음식요법

양파

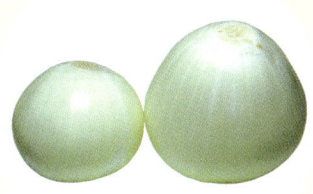

양파를 날것으로 먹거나 삶아서 매일 먹으면 혈압이 낮아진다. 양파에 있는 게르세틴의 일종인 루틴은 말초혈관을 확장하는 작용이 있기 때문이다. 또 양파에는 유화아릴 성분이 있기 때문에 혈청콜레스테롤의 증가를 막으며 항진된 혈액응고기능을 정상화한다.

양파는 소화활동과 식욕을 높이고 뇌혈전증을 예방 치료하며 혈당을 낮추고 발암물질에 대한 억제작용을 한다. 또 신경계통의 흥분을 낮추는 작용이 있으므로 불면증에도 좋다.

호박

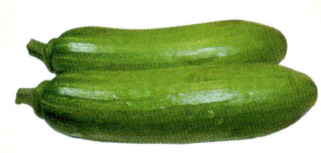

호박은 녹황색 채소이므로 꾸준히 먹는 것이 몸에 여러 가지로 좋다. 익은 호박에는 칼륨이 330mg 정도 들어 있고 나트륨은 매우 적게 들어 있어 이뇨작용을 하고 혈압을 낮춘다.

호박은 위 및 십이지장궤양, 과산성 위염, 변비, 만성 간염, 당뇨병, 부종, 복수, 구토 등에도 좋다. 또한 호박씨에는 마그네슘, 리놀레산이 많고 비타민 E와 아연이 있기 때문에 전립선비대를 예방해준다. 그러나 호박씨를 많이 먹으면 간 위축, 간 지방침착이 오며 혈압을 높이고 내장기능을 억제한다.

두부

두부는 고혈압 치료 식사로 좋으며 혈중 콜레스테롤량을 낮추어 동맥경화증을 예방한다. 일부 연구자들은 두부가 뇌졸중을 막는 데 좋다고 한다. 그것은 두부가 콩단백질과 같이 뇌혈관을 튼튼하게 하는 한편 몸 안에서 나트륨을 배설시켜 혈압을 낮추므로 동맥경화를 예방해주기 때문이다.

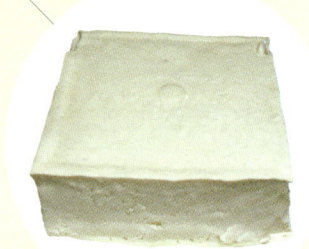

두부는 또한 비만증과 고지혈증, 당뇨병 환자들에게 좋은 식품이다.

율무

율무는 혈압을 낮추고 지질대사를 개선한다. 율무는 단백질과 지방 함량이 쌀보다 훨씬 높다. 게다가 단백질은 다른 곡류에 비해 필수아미노산이 많이 포함되어 있고 지방은 70% 이상이 불포화지방산이다.

그 밖에도 항산화작용을 하는 비타민 E, 진통작용을 하는 코익솔, 항암작용을 하는 코익세놀리드, 유

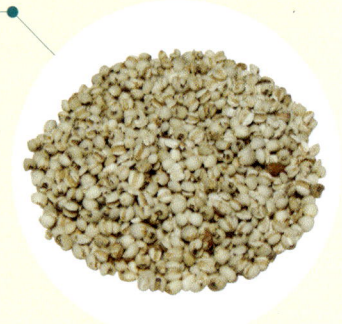

기게르마늄 등이 들어 있으므로 강장제만이 아니라 암·동맥경화증 예방과 류머티즘·신경통에도 효과적으로 쓰인다. 율무쌀로 밥이나 떡을 만들어 꾸준히 먹으면 몸이 튼튼해진다.

팥

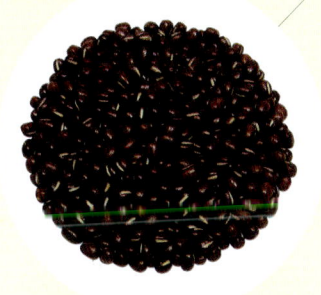

팥은 삶아서 하루 30~60g 정도 먹으면 좋다. 팥에 많이 있는 칼륨은 몸에서 나트륨을 배설시켜 물이 빠지게 함으로써 부종과 혈압을 내리고, 해독작용도 한다. 칼슘도 비교적 많으므로 신경을 진정시키고 혈압을 내리게 한다.

팥을 삶을 때 사포닌이 국물에 많이 나오므로 그 물을 같이 마시는 것이 좋다. 사포닌은 몸에서 지방 합성을 억제하고 분해를 촉진하며 당의 흡수를 방해하므로 비만에 좋다.

팥은 또 변비를 예방하고 치료하지만 소화되지 않는 섬유소가 있어서 가스가 많이 생길 수 있으므로 심부전성 혈액순환장애에는 주의해야 한다.

굴

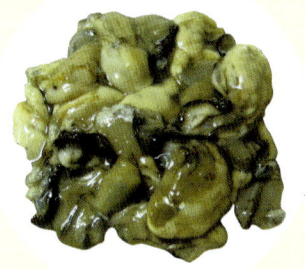

굴 단백질에는 유황아미노산인 타우린이 어패류 중에서 가장 많은데, 타우린은 신경을 진정시키며 혈압

을 낮추는 작용을 한다.

실제로 본태성 고혈압증 환자에게 신선한 굴을 6~9g씩 매일 먹도록 하였더니 38명 중 28명의 혈압이 내렸다.

굴은 혈액순환을 좋게 하고 혈중 콜레스테롤을 낮추며 동맥경화증, 심근경색증, 협심증 등을 예방하는 작용을 한다. 또 굴에는 아연이 많아 성기능을 높인다.

굴에 굴즙이나 레몬즙을 떨어뜨리면 맛도 산뜻해지고 세균 번식을 억제하는 효과도 있다.

보리쌀

보리밥은 혈관을 튼튼하게 하고 혈전이 생기지 않게 한다. 연구 결과에 따르면, 흰쌀만 먹는 지역에서는 고혈압과 뇌졸중이 많았으나 흰쌀과 보리쌀을 섞어 먹는 지역에서는 적었다고 한다.

그 밖에 보리밥은 항암효과, 피로를 푸는 효과가 있으며 비만증과 지질대사에도 좋다.

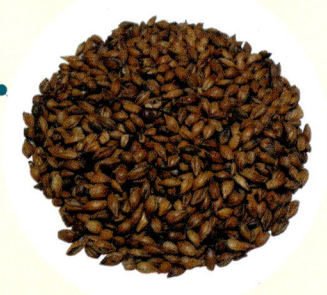

좁쌀

차조에는 단백질, 지방, 탄수화물, 칼슘, 인, 철, 비타민 B1·B2·PP가 풍부하게 들어 있다. 또한, 혈액 중의 콜레스테롤을 몸 밖으로 내보내는 물질과 혈액

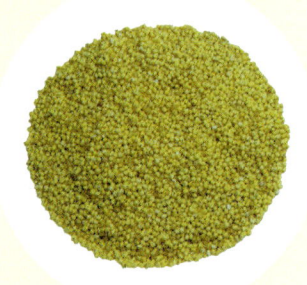

순환을 좋게 하며 혈압을 낮추는 물질들이 많이 들어 있고 소화를 돕고 갈증과 설사를 멎게 하며 대장을 튼튼하게 하는 작용을 한다.

차조는 차조이삭, 꼭두서니천초, 설탕 각 9g을 물에 달인 다음 찌꺼기를 짜 버리고 하루 여러 번 나누어 먹는다. 차조밥, 조차떡, 좁쌀미숫가루 등을 해먹어도 좋고 그 밖에 한약재로도 널리 이용되고 있다.

뱀장어

뱀장어에는 지방이 많고, 비타민 A · E · B1 · B2도 많이 들어 있다. 비타민 A는 정신적 긴장을 풀어주고, 비타민 E는 뇌수를 보호하고 수명을 늘린다.

노화의 원인으로 꼽히는 과산화지질이 혈액 속에 많으면, 마치 쇠붙이에서 녹이 슬어 점차 확대되는 것처럼 혈관내벽에 상처를 내고 그 상처에 콜레스테롤이나 칼슘이 붙어 동맥경화증을 일으켜, 고혈압을 유발시킨다. 그런데 비타민 E를 비타민 B2와 같이 먹으면 이러한 과산화지질의 독성을 막는 작용을 더 높여주어서 동맥경화증이나 고혈압을 예방하여 준다. 그 밖에도 비타민 E는 말초혈관을 확장시켜 혈압을 낮추며 혈관을 유연하게 하여 뇌혈전증도 예방한다.

뱀장어에는 또한 심근경색이나 고혈압, 동맥경화를 예방하는 프로스타글란딘 I2도 들어 있다.

상추

상추에 있는 비타민 P플라보노이드는 모세혈관을 튼튼하게 해주고 혈액 중에 콜레스테롤이 많아지는 것을 방지한다. 그러므로 상추를 꾸준히 먹으면 혈압이 내리고 머리가 아프거나 무거운 감이 없어진다. 동맥경화증과 고혈압을 예방할 목적으로 매해 봄과 가을에 10일 동안 먹는 것이 좋다.

상추는 봄철 채소로 다른 채소보다 섬유소가 적고 잎이 연한 것이 특징이다. 영양가는 비교적 적으나 비타민 C와 카로틴이 풍부하다. 그 밖에 비타민 B1 · B2 · C · E · P와 칼슘, 마그네슘, 인, 철 등이 들어 있다.

미나리

미나리는 담즙이 잘 나오게 하고 혈액 중에 콜레스테롤이 많아지는 것을 예방해주며 지혈작용, 해독작용 등을 한다. 그러므로 고혈압, 동맥경화증, 간염, 간경변증, 소화불량증, 담낭무력증 등을 예방하고 치료하는 데 좋은 식품이다.

미나리를 매일 먹으면 혈압과 혈청지질이 낮아지고 혈관이 유연해져 뇌출혈이나 뇌혈전증을 예방할 수 있다.

미나리에는 특히 콜린, 메티오닌, 글루탐산, 아스파라긴산을 비롯한 11가지의 아미노산, 여러 가지 비타민과 칼륨 등 광물질들이 많이 들어 있다. 뿌리에는 스티마스테롤, 팔미틴산, 아미노산 등이 들어 있다.

미나리를 진하게 달여서 시럽 형태로 만들어 설탕을 조금 넣고 매일 차를 마시듯 먹거나 미나리뿌리 60g을 물에 달여 먹으면 좋다. 특히 미나리뿌리 부분에 있는 아미노산들과 무기원소들은 혈액 중의 콜레스테롤을 낮추며 혈액 중에 있는 암모니아를 암모니아염 형태로 만들어 몸 밖으로 내보낸다.

마늘 요법

구운 마늘 5~10개를 1회분 기준으로 1일 2~3회씩 3~4일 먹는다.

암의 예방과 치료

한국의 사망원인 1위는 암이다. 사실 암을 조기에 발견하면 사망률이 대단히 높은 것은 아니다. 하지만 소리 없이 찾아와 고통이 시작되어 병원을 찾으면 손쓸 수 없는 말기인 경우가 많고, 환자의 고통이 이루 말할 수 없다는 점에서 이 병에 대한 두려움이 큰 것이다. 암을 예방하고 치료하는 일은 우리나라뿐만이 아니라 세계 의학자의 최대과제이다. 그런데 마늘이 암의 치료와 예방에 효과가 있다는 반가운 소식이 있다. 미국 국립암연구소 선정 항암식품에서 '마늘'이 1위를 차지한 것이다.

암세포의 발육을 억제

미국의 학자 와이스벨가는 마늘에서 추출한 액체를 암 환자에게 투여해서 암세포 발육을 억제한다는 것과 환자의 생존기간을 연장시켜 준다는 것을 확인하고 그 결과를 《암》이라는 유명한 책에서 상세하게 보고했다.

그 작은 마늘에 암을 억제 할 수 있는 엄청난 힘이 숨어 있는 것일까? 와이스벨가는 그의 저서에서 상세하게 설명하고 있다.

> 마늘이 지닌 살균력과 효소작용은 암세포의 발육을 억제시킨다. 암세포가 환자의 몸속에서 끊임없이 번식하기 위해서는 세포가 왕성하게 호흡하고 영양소를 충분히 섭취해야 한다. 그런데 이러한 암 세포의 활동을 억제하면서 기존의 몸 세포와 장기를 보호하는 식품이 있다. 그것이 바로 '마늘'이다.

또 러시아의 학자 리바로우는 쥐를 이용한 실험에서 암세포에 마늘의 주성분인 알리신, 마늘추출액에 암세포의 증식과 발육을 억제하는 힘이 있다는 것을 다시 한 번 증명해 냈다.

마늘에는 생명을 연장시키는 힘이 있다

쥐를 이용하여 다음과 같은 실험을 해보았다.

실험쥐에게 마늘추출액을 30일 전부터 매일 일정량씩 먹이고 나서 다른 쥐에게 채취한 복수암의 세포를 이식했다. 이 쥐는 2주일을 넘기지 못하고 암이 온몸에 퍼져 죽어버렸다. 하지만 마늘추출액을 전혀 먹지 못했던 쥐에게 이 암세포를 이식하자 2일도 버티지 못하고 죽어버렸다. 이와 같은 방법으로 오랜 시간 반복적으로 실험하였더니 결과는 항상 같았다.

이를 통해 우리는 마늘에 생명을 연장시킬 수 있는 힘이 있다는 것을 알 수 있다. 사람의 경우에도 암 말기로 고통을 겪고 있는 환자에게 마늘을 먹게 했더니, 원기를 일시적으로 회복했다는 보고가 있다. 마늘이 불로장생약은 아니지만 사람에게 일시적으로 힘을 주고 원기를 북돋아 주는 힘이 있는 것만은 사실이다.

항암식품의 1인자 마늘

마늘의 항종양 작용이 최초로 보고된 것은 1957년이고, 동물을 이용한 실험에서 마늘이 항암작용을 한다는 것은 1983년 최초로 보고되었다. 이후 마늘추출액과 마늘에 함유되어 있는 황화합물의 종양세포 증식 억제 효과와 이식종양에 대한 항종양 효과, 화학발암 동물표본을 이용한 예방효과 등이 연이어 쏟아졌다. 또한 유방암의 예방효과도 보고되었다. 지금까지의 연구 결과로 밝혀진 사실은 아릴설파이드류를 주성분으로 하는 마늘기름이 실험용 쥐의 피부암을 억제하고, 마늘을 그대로 먹을 때에는 대장암 발생을 억제하며, 건조된 마늘분말은 종양의 발생을 억제한다는 것이다. 여기에 또다시 마늘이 생체 내에서 활성산소와 라디컬을 없애는 데 관여해 암 예방에 기여하고 있다는 새로운 연구 성과가 발표되었다.

마늘은 S-아릴시스테인을 비롯한 수용성 황화합물과 다른 종류의 항산화물질을 특징적인 성분으로 함유하고 있으며, 일본에서는 의약품 원료로서 40년 이상 사용되어 왔다.

미국 국립암연구소의 연구에 따르면, 위암이나 위궤양의 원인으로 보이는 파일로리균의 증식을 마늘 성분이 억제한다고 한다. 아울러 미국 국립암연구소와 중국 북경암연구소의 공동연구에서는 역학조사를 통해 1년간 마늘을 15kg 이상 먹은 사람이 거의 먹지 않은 사람에 비해 위암 발생률이 약 절반으로 감소되었다는 연구결과가 나왔다.

암에 대한 저항력을 키우는 마늘

마늘에는 게르마늄이라는 미네랄이 함유되어 있다.

게르마늄은 피로를 회복시키고 스태미나를 증진시킬 뿐만 아니라, 암을 예방하고 암세포의 증식을 억제시킨다.

암은 조기에 발견하지 않으면 치유하기 힘든 병으로 생각하는 경우가 많다. 하지만 최근에는 의사에게 암말기로 명확하게 진단이 내려졌음에도 불구하고 자연 치유된 예가 실제로 알려지고 있다.

이렇게 건강을 되찾게 된 사람들은 다른 병의 경우와 마찬가지로 신체의 저항력이 암을 이겨낸 경우라고 할 수 있다. 암이 발견되면 일반적으로 암세포가 있는 환부를 수술을 통해 절개하거나 방사선을 쏘이는 것이 일반적인 치료법이다. 그러나

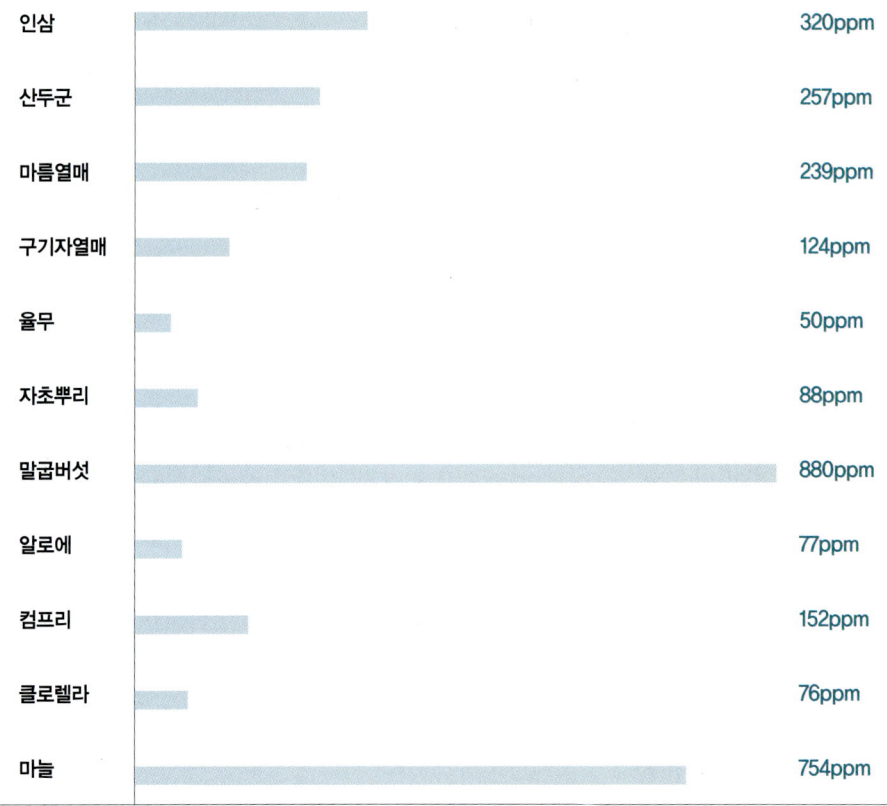

게르마늄의 함유량

사실은 환자의 체질을 개선해서 암에 대한 저항력을 높이고 자연치유력을 강화하는 것이 치료의 근본 논리이다.

마늘은 몸의 저항력을 강화하는 데에 커다란 역할을 하는 동시에 게르마늄 등 항암작용이 있는 물질도 함유하고 있으므로 암의 예방이나 치료를 도와주는 식품이다.

마늘로 체질개선을 하자

인삼이나 말굽버섯, 마늘 등 게르마늄을 다량으로 함유한 식품을 먹으면 암을 예방할 뿐만 아니라, 치유가 되어 건강한 삶을 되찾았다는 기사를 읽은 일이 있다. 이것은 마늘을 평소에 꾸준히 먹은 쥐를 대상으로 한 실험 결과가 이러한 사실을 뒷받침하고 있다.

마늘을 꾸준히 먹은 쥐 그룹과 마늘을 전혀 먹이지 않은 쥐 그룹으로 나누어 암세포를 주입시키는 실험이다. 마늘을 먹이지 않은 쥐는 암이 발생한 반면, 마늘을 꾸준히 먹인 그룹의 쥐에게서는 암이 발생하지 않았다.

그러나 이 실험을 통해 마늘의 항암 작용이 증명되었다고 말할 수 없다. 또한 확인되었다고 하더라도 쥐와 인체는 분명히 다르고, 암 발생부위의 조건이나 반응, 진행 속도에 차이가 있어 하나의 패턴으로 정하기는 어렵기 때문이다.

또 암의 발생원인도 매우 다양하다. 무엇인가의 자극이 오랫동안 반복해서 가해졌을 경우, 발암물질이라 부르는 어떤 종류의 화학물질로 인한 것, 화상이나 자외선, 엑스레이 등 물리적인 자극 등 우리가 생각하는 것 외에도 많은 경로에 의해서 암에 걸릴 수 있다. 이 밖에도 여성의 자궁암과 남성의 전립선암 등은 호르몬과 관계가 있는 것이다.

암의 발생 원인이 아직 정확하게 밝혀지지 않았기 때문에 게르마늄이 암을 치유하는 효과가 있다고 단정하기는 어렵다. 하지만 게르마늄을 많이 함유하고 있는 마늘이 암에 효과가 있다는 말은 전혀 근거가 없는 것은 아니다. 이를테면 마늘을 상식하는 사람이 많은 우리나라와 중국에는 암환자가 다른 나라에 비해 적은 것으로 나타났다.

또 암이 발병된 후에도 마늘을 즐겨 먹은 뒤 체질이 개선되어 더 이상 증세가 악화되지 않거나, 암을 완전히 이겨냈다는 보고도 있다.

우리가 마늘 다음으로 주목해 보아야 할 식품은 말굽버섯이다. 암에 효과가 있다고 널리 알려져 있는 말굽버섯에는 게르마늄이 매우 많이 함유되어 있다. 여기서 말하고자 하는 것은 암을 예방하고 치료하는 힘이 있다고 알려진 두 식품에 게르마늄이 공통적으로 많이 함유되어 있는 것은 결코 우연의 일치가 아니라는 점이다.

면역요법으로 저항력 키우기

요즘 암을 치료할 때 인위적인 약물이나 수술을 통하지 않고 면역력을 증가 시켜 암을 이기고자 하는 노력이 일고 있다. 특히 면역력을 증가 시켜 암을 이겨내면 부작용이나 그에 따른 거부반응이 최소한으로 나타나기 때문에 건강을 되찾는 데에 더 빠른 길이 될 수도 있다.

일반적으로 암을 치료하는 방법에는 다음과 같은 3가지가 있다.

① 수술을 통해 암세포를 제거하는 외과요법
② 방사선을 쪼여 암세포를 죽이는 물리요법
③ 항암제를 주사해서 암세포의 증식을 억제하거나 죽이는 화학요법

이상 3가지인데 이 요법은 모두 암세포를 직접 퇴치하거나 제거하는 방법이다. 따라서 직접적인 효과가 기대되어 조기에 발견한 암에 대해서는 현저한 효과를 거둘수 있지만, 머리가 빠지거나 식욕을 잃는 등 단점과 한계점을 가지고 있다.

이를테면 항암제나 방사선은 암세포만이 아니라 건강한 세포까지 다치게 하는 부작용이 아직 해결되지 않았다. 또 이미 전이가 시작되고 있는 경우에는 수술로 암을 완전히 제거하기가 어렵다.

그래서 '제4의 요법'으로 주목을 받고 있는 것이 면역요법이다. 이 요법은 암세

포를 직접 공격하는 것이 아니라 환자의 전체적인 체력, 다시 말해서 면역력이나 저항력을 높여서 암에 대항하려는 방법이다.

앞에서 든 3가지 요법은 전쟁에 비유하자면 체내에서 암과의 국지전이다. 싸움에 필요한 무기는 몸 밖에서 반입된 근대적인 인공병기라고 말할 수 있다.

이에 비해 면역요법은 인간의 몸에 본래 깃추어진 병에 대한 저항력이나 자연치유력을 끌어내서 강화하는 것이다. 인공무기를 앞세운 공격형의 치료가 아니라, 외부에서 들어오거나 내부에서 불필요하게 내부에서 생겨나 건강을 위협하는 세포를 스스로의 힘으로 몰아내는 것을 말한다.

따라서 국지전이 아니라 몸 전체의 방어시스템으로 암을 추방하는 것이다. 암이라고 하는 침략군을 수입된 근대무기로 한 방에 날려버리는 것이 아니라 전신세포의 협력으로 침략군을 몰아내자는 것이다.

이렇게 말하면 마늘로 인한 체력강화나 체질개선, 세포의 강화가 암을 치료하는 데 있어서의 새로운 방향과 결코 무관하지 않다는 것을 알 수 있을 것이다. 앞에서 말한 말굽버섯을 꾸준히 먹는 것 또한 스스로의 면역력을 강화시켜 암을 치료시킬 수 있는 면역요법의 일종이다.

면역요법과 화학요법의 병용

국립암센터의 학회보고에 면역요법으로 현재 수술 후의 치료나 화학요법과의 병용을 통해 효과를 거두었다는 임상사례가 보고되고 있다.

급한 마음에 화학요법에 의존한 채 항암제를 장기간 복용하면 건강한 세포에도 악영향을 미쳐 체중이 감소하고, 머리가 빠지는 등 오히려 환자의 체력이 약해져 더 빨리 암세포를 증식시키는 경우가 있다.

그래서 세포의 작용을 활발하게 하는 면역요법을 병용하는 시도가 대학병원과 암전문기관에서 행해지고 있다. 직접적이고 항암력이 높은 화학요법의 치료가 면역요법과 병행되면 치료효과를 높이기 때문이다. 화학요법의 부작용을 면역요법으로 보완하고, 면역요법으로 기대하기 힘든 빠른 치료효과를 화학요법이 대신하고 있기 때문이다.

마늘이 말굽버섯과 마찬가지로 게르마늄을 다량 함유하고 있다고 해서 암에 대한 면역력이 있는 것은 아니다. 마늘이 세포의 작용을 활발하게 해주고, 원기를 북돋아 주며, 면역력을 높여주는 역할을 하는 것만 생각해도 암에 대한 저항력을 높여준다는 것은 충분히 생각할 수 있는 일이다.

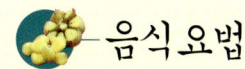 음식요법

고구마

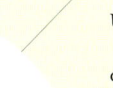

미국 국립암연구소의 연구에 따르면 고구마는 폐암 예방에 좋다고 한다. 매일 고구마 즙을 반 컵이라도 마시면 간접흡연으로 시달리는 사람이나 오래전에 담배를 끊은 사람이라고 하더라도 폐암에 걸릴 위험을 훨씬 줄여준다. 이때 녹황색 채소인 당근과 호박을 같이 먹는 것이 더 효과적이다.

이 밖에 고구마는 강력한 항산화물질이 있어 세포 노화를 지연시키고, 몸에 해로운 콜레스테롤을 낮추는 작용이 뛰어나다.

청국장

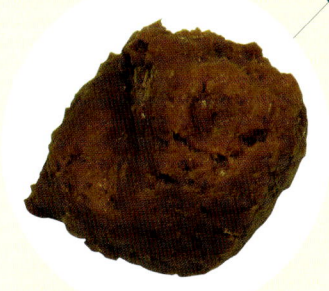

청국장은 삶은 콩에 청국장균을 자라게 하여 고유한 맛과 냄새를 나게 한 음식으로 청국장균의 효소 때문에 쉽게 변질되므로 얼려 보관한다. 청국장에는 장을 깨끗하게 하고 암 증식을 억제하며 지방 침착을 방지하고 간과 위를 보호하는 작용이 있다. 청국장은 고추, 파, 된장, 간장 등으로 양념하여 섞어서 바로 먹을 수도 있고 청국장을 갈아서 된장즙을 만들어 국에 넣어 먹는 등 여러 가지 방법으로 먹을 수 있다.

포도

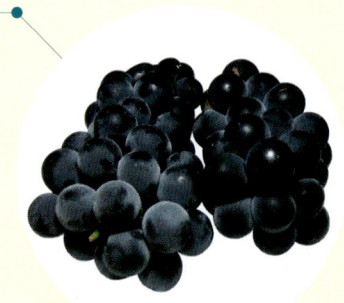

포도는 레스베라트롤이 발암원으로 작용하는 유해한 물질들의 독성을 완화시켜 유전자의 변형을 막아주며, 진행단계로 접어든 비정상 세포들의 증식을 강력히 억제한다.

항암성분인 레스베라트롤은 포도의 껍질과 씨에 함유되어 있는데, 포도 껍질과 씨를 버리고 알맹이만 먹으면 풍부한 항암성분을 모두 버리는 셈이다. 따라서 깨끗이 씻어 껍질째 먹는 것이 가장 좋다.

레스베타트롤은 유방암, 전립선암, 대장암, 폐암을 일으키는 세포의 자살을 촉진하여 암세포의 증식을 억제할 수 있음이 밝혀지기도 했다.

케일

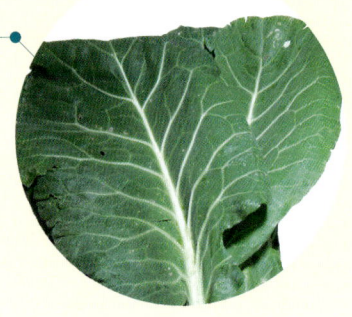

10여종의 십자화과 채소를 실험한 결과 케일과 브로콜리가 가장 높은 암 예방 및 항암효과를 나타냈다. 특히 케일즙은 담배의 돌연변이 혹은 발암물질로부터 유발되는 폐암을 억제하는 효능이 있다. 케일에서 가장 크게 항암효과를 나타내는 것은 페놀 및 플라보노이드 성분이다. 이들은 인체 내 암세포 실험에서 매우 높은 항돌연변이 및 암세포 사멸 효과를 보였다. 케일을 비롯한 진한 녹색채소는 폐암, 위암, 식도암, 대장암 등을 예방한다.

마늘 요법

구운 마늘 5~10개를 1회분으로 기준하여 1일 1~2회씩 꾸준히 복용한다. 특히 매일 5쪽 정도 마늘을 꾸준히 먹으면 약 30~50% 위암 발생을 막을 수 있다는 연구 보고가 있다.

미용과 비만에 효과

마음이 아름다워야 진짜 미인이라는 말이 무색할 정도로 외모중심사회에서 살아남기 위해 사람들은 많은 노력을 한다. 조금 더 좋은 직장에 취업을 하기 위해 성형을 하고, 사회에 나와서는 콤플렉스를 극복하거나, 자신감을 갖기 위하여 외모에 많은 돈을 투자한다.

이와 같은 경향은 외모를 선호하는 사회 풍조에서 비롯된 것이다. 성격이 좋아도 얼굴이 못생기면 결혼을 하기 힘들고, 학교 성적이 좋더라도 외모 때문에 번번히 면접에서 탈락하기 때문이다.

외모에 너무 집착하다 보면 여러 가지 부작용이 생긴다. 더 아름다워져야 한다는 강박증에 사로잡혀 성형중독이 된 사람들도 있고, 더 날씬해져야 한다는 욕심 때문에 거식증에 걸린 사람들도 있다. 혹은 다이어트 부작용으로 폭식증에 걸린 사람도 많다.

몸은 우리에게 말을 할 수 없지만 위협을 받았다고 생각하거나 급박한 상황일 때 신호를 보낸다. 성형수술을 하기 위해 침대에 올랐을 때 공포심을 느끼고, 살을 빼기 위해 음식을 먹지 않으면 배에서는 꾸루룩 꾸루룩 신호를 보낸다. 몸이 공포심에 질려 우리에게 신호를 보내지 않고도 미용과 다이어트를 할 수 있는 방법이 있다. 정답은 바로 '음식'이다.

건강과 미용에 좋은 음식은 어떤 것을 말하는 것일까? 그것은 적당한 양의 주식^{빵이나 쌀밥, 면류}과 충분한 양의 녹황색 채소, 고기, 생선, 달걀, 우유 등의 섭취와 마늘과 양파 등 알륨류 야채를 첨가한 식단이다.

지나치게 비만일 경우에는 의사와 상의해서 주식의 양을 감량하면서 야채, 고기류, 달걀, 우유 등의 건강식품을 섭취하고 추가해서 마늘을 먹으면 음식량을 줄인다고 하더라도 갑자기 힘이 없거나 기운이 빠지는 증상이 나타나지 않을 것이다.

또 푸른 야채와 함께 생마늘 2개나 구운 마늘을 하루에 10개씩 꾸준히 먹으면 전신의 신진대사를 왕성하게 하여 혈액의 청정화를 촉진시켜주기 때문에 거친 피부를 윤기나고 부드럽게 해준다.

음식요법

녹차

녹차나무는 하나지만, 가공방법에 따라 잎을 발효시키지 않은 것은 녹차, 반 발효된 것은 우롱차, 완전발효 된 것은 홍차, 백차, 작설차 등으로 구분된다. 녹차의 떫은맛을 싫어한다면 녹차아이스크림, 녹차라떼, 녹차쿠키 등을 먹는 것도 좋다. 녹차에는 폴리페놀이라는 물질이 있어 지방을 분해하고, 중금속과 유해독소를 제거하는 작용을 하여 순환기 질환을 예방하고 피부미용에 좋다. 마시고 난 녹차 티백을 따뜻한 물에 우려낸 후, 그 물로 세안을 하면 맑고 투명한 피부로 가꿀 수 있다.

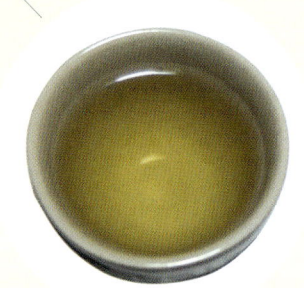

감자

다른 곡류 등에 비하여 탄수화물이 절반 정도밖에 들어 있지 않아 포만감은 있어도 당으로 변하는 에너지원이 절반이기 때문에 다이어트를 하거나, 당뇨환자 또는 소식주의자들에게 알맞은 식품이다. 감자를 잘못 보관하면 새싹이 나기 쉬운데 여기에는 유독성분

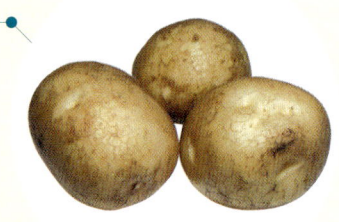

이 있으므로 새싹을 깨끗이 도려내고 먹는 것이 좋다.

당근

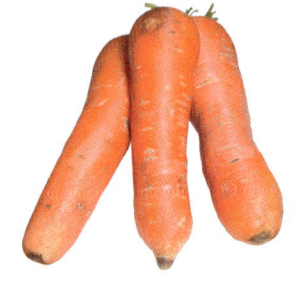

당근에는 당질과 여러 가지 비타민 그리고 칼륨, 칼슘 등 광물질이 많아 유행성 간염, 만성 간염, 간경변증의 치료와 예방에 좋다. 특히 펙틴이 많으므로 장점막을 보호하고 콜레스테롤 및 독성물질을 흡수하였다가 몸 밖으로 배출시키기 때문에 비만, 고지혈증, 당뇨병 등에 쓴다. 최근에는 당근의 항암효과도 보고되고 있다.

딸기

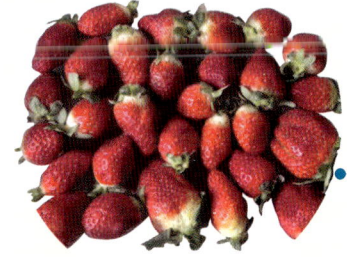

딸기의 비타민 C 함유량은 귤보다 3배 정도 많다. 비타민 C는 피로회복에 좋고, 피부를 아름답게 하며, 피를 맑게 하는 작용이 있다.

레몬

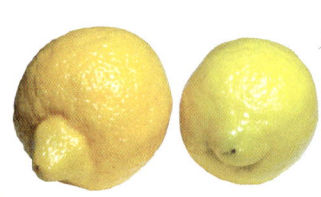

비타민 C가 가장 많은 과일인 레몬은 칼륨과 비타민 P도 풍부하게 함유되어 있다. 레몬은 주로 입맛을 돋우거나 생선 또는 고기의 냄새를 제거해주는 역할을 한다. 레몬은 신맛이 강하기 때문에 먹는 것이 부담스럽다면 팩을 만들어 이용하는 것도 좋다. 레몬즙 1

큰 술과 베이비오일을 1:1로 섞어 얼굴에 바르고 10여분 후에 미지근한 물로 씻으면 화끈거리는 얼굴이 진정된다. 또는 레몬즙 1큰 술과 율무가루 2큰 술에 물을 약간 넣어 흐르지 않을 정도로 개어 얼굴에 고루 펴바른 후, 10여분 후에 차가운 물로 씻으면 모공에 쌓인 각종 노폐물을 없어진다.

오이

알칼리성 식품으로 이뇨 작용을 하여 체내의 노폐물이나 중금속을 배설시켜주는 작용을 한다. 개화기의 작은 오이는 비타민 C가 다량 함유되어 있어 피부미용에 탁월한 효능을 지니고 있다. 얇게 썰어 팩을 하여 피부에 직접 비타민 C를 섭취시키면 피부가 진정된다.

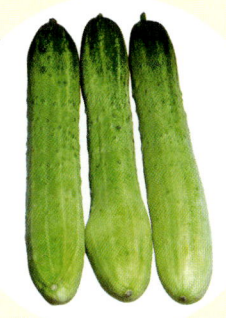

　오이, 당근, 붉은 상추를 2:1:1 비율로 혼합하여 갈아 만든 오이즙은 탈모방지와 발모를 촉진하는 효과가 있다. 또한 오이 1개를 식초에 넣고 삶아서 물을 공복에 마시면 사지 부종에 탁월한 효과가 있다.

우엉

근채류로서 약용가치가 높은 식품이다. 주근깨나 검버섯을 예방 치료하며 페놀성분이 피부에 탄력을 준

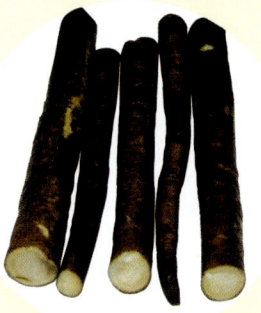

다. 쓰고 떫고 아린 맛이 강함으로 조리하기 전에 가늘게 잘라 15분 이상 물에 담구어 났다가 요리하는 것이 좋다.

가지

가지에는 섬유소가 비교적 많고 카로티노이드, 비타민 B1, B2, C, 플라보노이드 등의 비타민과 칼륨, 칼슘 등이 있다. 주로 사마귀, 티눈, 기미, 주근깨의 치료에 사용된다.

그러나 가지를 너무 많이 먹으면 독성이 나타날 수 있고 특히 자궁 수축작용이 있으므로 임신부들은 일정한 양만 먹어야 한다.

겨자채

겨자채에는 비타민 A, C, 카로틴, 칼슘, 철이 많이 함유되어 있다. 몸 안의 어독을 풀어 주므로 회를 뜰 때 많이 사용한다. 강한 매운맛을 느낄 수 있으며, 고기나 회화 함께 쌈으로 이용한다. 볶음밥이나 라면에 넣어 먹거나 고기와 볶으면 특이한 풍미가 나온다.

라벤더

라벤더는 프랑스를 비롯한 유럽의 여러 나라에서 재배한다. 정유는 맑고 아주 부드러운 꽃향기를 내며 맛은 쓰다. 말린꽃의 향기는 마음을 편안하게 하고 머리를 맑게 해주므로 불면증, 편두통에 좋다. 꽃을 포도주에 적셔 먹으면 피부미용에는 물론 소변이 잘 나오게 하고 신경긴장, 가슴 두근거림에 좋다. 지성용 피부에 여드름이 심하다면 라벤더 2방울, 레몬 1방울을 따스한 물에 풀어 세안하는 것이 좋다.

녹두

녹두에는 질 좋은 아미노산이 풍부하게 함유되어 있다. 그래서 피부에 윤택함을 주고 마음을 안정시켜 주는 작용을 한다. 특히 피로하여 입술이 마르거나 입안이 헐었을 때 섭취하면 효과가 좋다. 하지만 녹두에는 해열작용이 있기 때문에 몸이 냉하거나 저혈압환자는 섭취를 삼가도록 한다.

목이버섯

건조된 상태의 영양소는 단백질과 당질, 인이 많이 있다. 여성들의 빈혈, 산후의 허약 체질을 치료하는데 사용하던 약제 버섯인데, 특히 윤기가 없고 거친 피부에 먹으면 눈에 띄게 광택이 난다. 꾸준히 장복하면 몸이 가벼워지며 노화방지에 탁월한 효과가 있다.

비트잎

비타민, 무기질은 적고 당질이 많이 있으며 잎에는 사포닌이 함유되어 있다. 피부병과 가려움증에 좋다. 또한 성장기 어린이의 골격을 형성하거나, 치아를 튼튼하게 한다. 잎은 쌈채로, 뿌리는 녹즙으로 먹는다.

씀바귀

씀바귀는 알칼리성 산채로 '신상추' 또는 '꽃상추' 라고 불린다. 비타민이 골고루 함유되어 있는데, 특히 비타민 A가 많아 비타민 A의 보고라 할 수 있을 정도이다. 체내의 사기와 열을 없애고, 편안함을 주며, 부스럼 등을 치료한다. 맛은 쓰지만 고들빼기처럼 김치를 담그어 먹기도 한다.

유 자

유자의 껍질에 비타민 C와 수분이 많이 함유되어 있어 모공을 수축시키고 피부를 매끄럽게 한다. 기관지염으로 담이 있고 기침이 심할 때는 유자술이 좋고, 감기, 몸살, 피로회복, 숙취 해소, 주독제거, 신경통, 산후복통 등에는 유자차가 효과적이다. 유자의 껍질을 그늘에서 말려두었다가 목욕할 때 5개 분량의 껍질과 말린 붉은 고추 2개를 욕조에 넣고 20분 후에 들어가면 감기를 예방하고 피부가 고와지는 효과가 있다.

마늘 요법

- 구운 마늘 2~3개를 1회분 기준으로 1일 2~3회씩 꾸준히 먹는다.
- 마늘 팩이나 마늘 크림을 이용한다. (p119~123참고)

각종 질병 치료와 예방

당뇨병에 효과가 있다

　40세가 넘으면 조심해야 될 대표적인 성인병이 당뇨병이다. 당뇨병에 걸리면 시도 때도 없이 목이 말라 물이나 녹차를 자주 마시게 된다. 당연히 소변 보는 횟수도 잦아진다. 또 배가 쉽게 고파져 음식을 많이 먹는데, 아무리 많이 먹어도 체중은 늘지 않고 증상이 진행됨에 따라서 쇠약해지기만 한다.

　당뇨병糖尿病은 그 이름처럼 오줌 속에 당분이 나오고 혈액 속에도 많은 당이 보이는 병이다. 이 병에 걸리면 몸속으로 침입한 여러 가지 세균에 대한 저항력이 약해져 감기나 다른 병에 걸리기 쉽다. 특히 미세혈관이 약해져서 피로해지기 쉽고, 작은 충격에도 출혈이 일어난다.

　신체의 여기저기에 콩알만한 크기의 반점이 생기거나 부스럼이 나는 것도 특징이다. 그리고 조금만 몸을 움직여도 바로 피로해지거나 온몸에 권태감을 느끼게 되고, 남성이라면 정력의 쇠퇴가 눈에 띄게 나타난다. 증상이 심해지면 눈도 보이지 않게 된다.

　당뇨병은 미식이나 비만이 계기가 되어 생기는 병으로 이전에는 '사치병'이라고 해서 부유한 사람만 걸리는 병으로 알려져 있었다. 그러나 식생활의 수준이 높아져 현재 당뇨병환자의 수가 폭발적으로 늘어나고 있다.

　당뇨병은 췌장에서 분비되는 인슐린 분비가 부족하거나 그 작용이 불충분하여 생기는 병이다. 당뇨병환자의 70~80%는 이전에 비만이었거나 현재 비만인 사람이다. 비만이 되면 보통사람보다 더 많은 인슐린이 필요하기 때문에 췌장은 1년 내내 인슐린 제조에 온 힘을 쏟게 되고 결국엔 췌장이 지치게 된다.

　당뇨병은 완치하기 어려운 병 가운데 하나이다. 췌장이 약해져 인슐린이 충분히 분비되지 않으면 매일 인슐린을 주사로 주입시켜야 한다. 체내에 당이 과잉되는 것을 방지하기 위해서 식사칼로리를 제한하고 단 것을 절제하면 어느 정도는 증상이 개선된다. 그러나 조금만 과식하면 즉시 본래의 상태로 되돌아간다. 따라서 증세가 더 악화되지 않도록 스스로를 잘 컨트롤해 나가는 것이 최선의 방법이다.

마늘추출액을 먹고 혈당치가 내려가다

마늘이 당뇨병에 효과가 있는지 쥐로 실험해 보았다. 당뇨병에 걸린 쥐에게 마늘추출액을 먹였더니 혈당치가 단기간 동안 내려갔다.

하지만 이와 달리 사람의 경우 당뇨병 증상이 심해지면 마늘추출액은 별로 큰 힘을 발휘하지 못한다. 그러나 당뇨병이라고 알게 되었을 초기에 당을 조절해주는 약과 마늘을 꾸준히 먹으면 그 수반 증상을 개선할 수 있다.

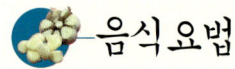 음식요법

해삼

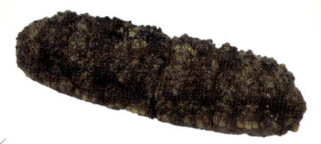

생해삼의 내장에는 비타민이 많이 들어 있다. 말린 해삼은 내장을 제거하고 찐 다음 건조하여 만드는데 이때에 요오드가 증가한다. 이를 달여 마시면 이질, 설사, 복통에 효과가 있으며 특히 당뇨, 고혈압, 동맥경화 환자에게 좋다.

버섯

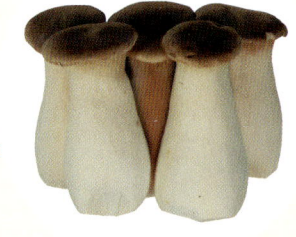

버섯은 불용성식이섬유를 많이 함유한 저열량 식품이다. 특히 목이버섯과 표고버섯에 불용성식이섬유가 풍부하다. 버섯에는 탄수화물과 지방이 에너지로 바뀔 때 필요한 비타민 B1, B2, 니아신 등이 풍부해 효율적으로 혈당을 내리며, 지방을 줄이는데 효과적이다.

다시마

다시마와 같은 해조류는 많이 먹어도 살이 찌지 않고, 포만감이 들어 다이어트에 제격이다. 뿐만 아니

라 식이섬유 함량이 높고, 항산화능이 뛰어나 비만, 당뇨와 같은 성인병 예방에도 좋다. 그러나 소화가 잘 안 될 때나 위장을 수술한 직후에는 삼가하는 것이 좋다.

냉이

냉이는 각종 비타민과 칼슘, 철분 등 무기질이 많이 함유되어 있어 춘곤증을 없애주고 입맛을 돋우어 준다. 특히 냉이 잎에는 비타민 A가 많은데, 냉이 100g만 먹으면 성인이 하루에 필요로 하는 양의 3분의 1정도가 충당된다. 냉이는 비장을 튼튼하게 해주며 당뇨병, 이뇨, 질혈, 월경과다, 간질환 등에 좋다.

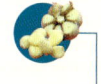

마늘 요법

구운 마늘 5~10개를 1회분으로 기준하여 1일 1회 오랫동안 꾸준히 복용한다.

갱년기를 극복하다

갱년기란 '폐경기'라고도 하는데, 난소의 기능으로 보아 여성으로서의 성숙기에서 노년기로 이행하는 시기를 말한다. 갱년기의 연령은 체질·영양상태·분만의 횟수 등에 따라 개인차가 있고, 평균수명의 연장으로 폐경기가 점차 늦어지고 있으나 통계적으로 40~55세로 본다. 경산부經産婦는 폐경기가 늦고, 미혼여성은 비교적 빠른 경향이 있는데, 초경시기나 결혼연령의 차이와는 무관하다.

최근 남성에게도 갱년기 장애가 있다는 학설이 제기되어 남성들을 우울하게 하고 있다. 하지만 신체가 건장했던 남자가 나이가 들었다고 해서 갑자기 갱년기가 오지는 않는다. 하지만 여성은 뚜렷한 갱년기가 존재한다.

 갱년기에 접어들 때 심한 고통과 우울함을 느끼지 않고 조용히 노년으로 넘어갈 수 있는 여성은 매우 운이 좋은 사람이다. 갱년기에 접어들면 불면, 압박감, 공포감, 현기증, 투통, 구역질, 초조감, 손발 저림 등의 현상이 나타난다.

 이 밖에 요통, 좌골의 통증, 혹은 관절이나 팔이 아파 운동장애가 나타나고, 어깨가 결리는 증상도 나타난다. 또 땀을 흘리는 자율신경계의 장애나 배뇨장애, 설사나 변비를 반복하는 위장장애를 일으켜 쉽게 지치고 몸이 나른해진다. 이러한 증후군의 대부분은 마늘을 위주로 한 건강식품을 섭취하면 해소시킬 수가 있다.

 다시 말해서 마늘을 섭취하면 관절염과 근육통, 두통, 현기증 등과 같은 증상이 완화된다. 따라서 불면, 압박감, 공포감 등이 점차 호전되어 갱년기의 증상이 가벼워진다.

 이렇게 되면 폐경기 이후의 생활을 매우 순조롭게 지낼 수 있다. 갱년기 이후의 안온한 생활을 보내고 싶은 여성과 남성이라면 부디 마늘을 위주로 건강식품과 보양약제를 꾸준히 먹기 바란다.

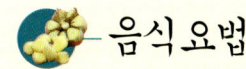 음식요법

콩

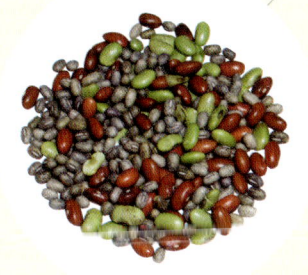

콩에는 다이드제인, 제니스테인 형태의 이소플라본이 100g당 100mg으로 많이 들어있다. 이소플라본은 생체 내에서 여성호르몬인 에스트로겐과 비슷한 작용을 하면서, 호르몬이 부족할 때에는 갱년기 증상을 완화시키고, 반대로 호르몬이 많이 분비되는 경우에는 이 에스트로겐 호르몬 작용을 방해하여 유방암이나 자궁암 발생률을 낮추는 역할을 한다. 따라서 콩을 평소에 꾸준히 먹는 것이 좋다.

우유

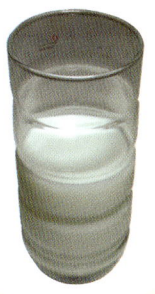

갱년기가 되면 뼈의 칼슘이 빠져나가 골다공증에 걸릴 확률이 높아지는데, 우유에는 칼슘과 칼슘흡수를 돕는 유당도 들어있기 때문에 골다공증 예방에 매우 좋은 식품이다. 성인이 하루에 섭취해야할 칼슘은 700mg으로 우유로는 약 700ml 즉, 3팩 반 정도 먹으면 되고, 고칼슘우유에는 칼슘이 두 배 들어있기 때문에 우유 2팩 정도만 먹으면 충분하다. 우유가 소화 안 되는 사람들은 칼슘이 첨가된 두유도 좋다.

토마토

라이코펜이 풍부한 토마토에는 비타민 A, 비타민 C, 셀레늄, 식이섬유소 등 다양한 생리활성물질이 풍부하게 들어있다. 또 칼륨이 많은 알칼리성 식품으로 갱년기 증상 완화에 도움이 된다.

석류

석류에는 여성호르몬인 에스트로겐이 직접적으로 함유되어 있지는 않으나, 에스트로겐과 비슷한 효과를 가진 물질이 함유되어 있다. 동양의 절세미인이라 전하는 양귀비는 매일 석류를 반쪽씩 먹었다는 기록이 있을 정도로 석류는 여성의 몸에 좋다. 석류의 속은 주로 식용에 사용하며 석류의 껍질과 나뭇가지 껍질 및 뿌리는 약용으로 사용한다. 꽃을 달인 물은 자궁내막염에도 좋으며 천식과 백일해에는 석류껍질에 감초를 조금 넣어 달여 먹는다.

돌나물

갱년기에 에스트로겐이 감소하면 좋은 콜레스테롤 수치는 낮아지고, 나쁜 콜레스테롤의 수치는 높아지게 된다. 그래서 그 전까지 남성보다 4배나 낮던 심장질환이 갱년기 때는 여성이 오히려 남성보다 더 많이 일어나게 되는데, 돌나물은 갱년기에 이러한 콜레스테롤 수치를 조절해주는 작용을 한다.

또한 돌나물은 칼슘 식품의 대명사 우유보다 무려 2배나 칼슘의 함량이 높아 갱년기에 오는 골다공증에 아주 좋다.

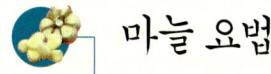

마늘 요법

구운 마늘 2~4개를 1회분으로 기준하여 1일 4회 꾸준히 복용한다.

불면증 환자도 숙면

수면은 인간의 생리현상이기 때문에 생활이 안정적이고 신체가 건강하면 깊고 편안한 잠을 잘 수 있다. 그러나 여러 가지 문제로 스트레스를 받으면 불면증에 시달리게 된다.

불면증에 걸리면 잠을 청해보아도 의식할수록 점점 더 머리가 맑아진다. 그래서 애를 먹는 경우가 많다. 이렇게 되면 손쉬운 방법으로 수면제를 복용하거나 술을 마셔서 잠을 청한다. 미량의 술을 마신다면 무난하지만, 수면제를 복용하는 것은 권유할만한 일이 못된다. 수면제는 초기에 조금만 먹어도 잠이 들지만, 습관이 되면 양을 늘려야 되고 심각해지면 수면제 중독이 될 수도 있기 때문이다.

불면증에는 몇 가지 유형이 있다. 잠을 이루지 못하는 것, 잠을 깊이 자지 못하는 것, 밤에 자주 깨는 것, 아침에 너무 일찍 일어나는 것 등이 있다. 불면증에 걸린 사람들은 대개 신경질이 많은데 이는 모두 자율신경실조증 때문이다. 자율신경실조증이란 낮의 활동을 관리하는 교감신경과 밤의 육체 피로를 회복작용을 담당한 부교감 신경의 전환이 순조롭지 못하는 것을 말한다. 이것은 앞에서 언급했던 것처럼 정신적인 스트레스가 원인인 경우가 가장 많다. 그러므로 숙면을 하려면 스트레스를 푸는 것이 중요하다. 이외에도 규칙적인 삶이 갑자기 바뀌거나, 환경이 달라져 불면증이 오는 경우도 있다.

마늘 냄새는 정신을 안정시킨다

마늘의 톡 쏘는 냄새가 정신을 안정시킨다는 말이 묘하게 들리지도 모르겠다. 하지만 며칠 째 잠을 못 이루고 있다면 혹은 오늘 밤에도 먹을 수면제를 미리 챙겨 놓고 있다면 이 이야기에 다시 한 번 귀를 기울여도 좋을 것이다.

불면증의 이유가 대부분 불안과 정신적인 스트레스에 의한 것이므로 진정제로 사용되는 길초근吉草根, 미타리 뿌리을 이용해보자. 길초근에 함유된 이소길초산에스텔은 독특한 냄새를 나게 하는데, 그 냄새가 정신안정의 효과가 있어 흥분한 사람을 안정시키고, 완화시키는 역할을 한다.

마늘의 경우도 특유의 냄새가 정신을 안정시켜 저절로 잠에 빠져들게 한다.

다만 마늘에 그런 효과가 있다고 해서 마늘을 먹자마자 갑자기 잠이 오지 않는 증상이 해소되는 것은 아니다. 만약 부득이 속효성을 원한다면 마늘술을 조금 마시는 것이 좋다.

숙면을 하는 방법

마늘에는 말초혈관을 확장시키는 작용이 있어 심신이 편안해지고 긴장이 풀어진다.

베개 밑에 마늘을 놓아두고 잠자리에 들어보자. 처음에는 냄새 때문에 신경이 곤두설 수도 있겠지만, 곧 독특한 냄새가 길초처럼 정신안정 효과를 가져와 수면을 유도할 것이다. 이것을 한동안 계속하면 냄새가 일종의 암시가 되어 점점 더 좋은 효과를 볼 수 있다.

마늘을 이용해 쉽게 잠을 청할 수 있는 또 다른 방법은 마늘술을 탄산수에 타서 마시는 방법이다. 이것을 마시면 잠시 후 효과가 나타나기 시작해 편안히 잠들 수 있다. 불면증에 걸린 사람이 아니라도 잠자리에 들기 전에 한 잔씩 마셔도 좋다.

음식요법

대추

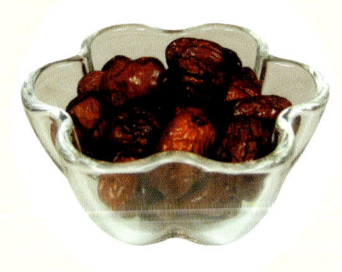

대추의 단맛은 신경안정에 좋다. 대추는 숙면을 유도하고, 노화를 막아준다. 또한 피부를 곱고, 윤기나게 하는 작용도 있다. 잠이 오지 않을 때에는 대추를 잘 씻어 물기를 뺀 다음, 병에 넣고 대추의 약3배 되는 양의 소주를 부어 밀봉하여 1~5개월 둔다. 익으면 대추를 건져내지 말고 자기 전에 소주컵으로 반잔씩 마신다.

호두

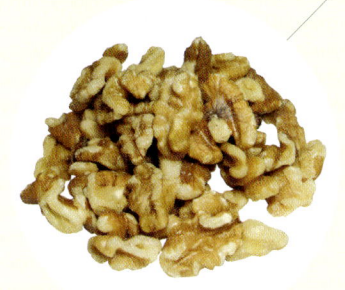

호두는 양질의 단백질이 많이 함유되어 있어 영양가가 높으며, 지질분이 많아 칼로리가 높은 식품으로 예부터 귀족들의 사랑을 받아온 식품이다. 또한 무기질과 비타민 B1이 풍부해서 매일 먹으면 피부가 윤이 나고 고와지며, 노화방지와 강장효과도 있다. 뿐만 아니라 심신을 건강하게 만들어 노이로제나 불면증에 효과적이다. 잠이 오지 않을 때에는 호두 30g을 갈아서 뜨거운 물에 부어 마시면 효능을 볼 수 있다.

샐러리

샐러리는 비타민 B1, B2의 함량이 다른 채소에 비해 거의 10배 가량 많이 들어 있고, 조혈작용을 하는 철분을 함유하고 있는 것이 특징이다. 또한 샐러리의 독특한 향을 내는 알비올이라는 성분은 피가 머리로 솟는 듯한 느낌을 받을 정도로 흥분되어 있을 때 진정시켜 준다. 샐러리즙에 꿀을 타서 마시면 신경이 예민한 사람에게 좋다.

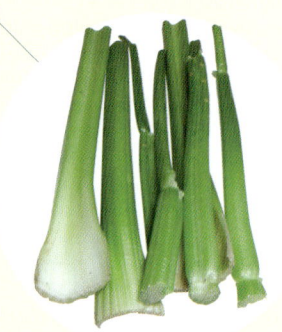

파

파에는 칼슘, 인, 철분, 비타민이 풍부하게 함유되어 있는데, 특히 녹색부분에는 비타민 A와 C가 많다. 파의 성분 중 유화알릴이라는 성분이 있는데 흥분되어 잠이 오지 않을 때 안정을 시켜 수면을 유도한다. 잠이 오지 않을 때에는 파를 적당하게 잘라 석쇠에 구워 반찬으로 이용한다.

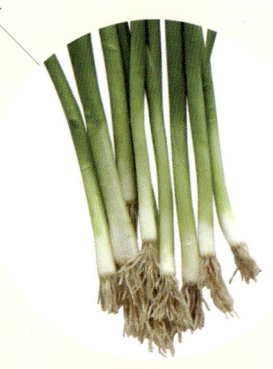

달래

달래에는 여러 가지 비타민군과 미네랄, 칼슘 등이 골고루 들어 있어 신경안정에 좋다.

특히 달래에 들어있는 비타민 C는 부신피질호르몬의 분비와 조절에 관여하여 피부를 젊고 건강하게 해준다. 뿐만 아니라 빈혈이나 간장, 동맥경화에도 뛰어난 약효를 발휘한다. 조리할 때 식초를 곁들이면 비타민 C의 파괴시간을 줄여주므로 식초를 곁들이는 것이 좋다.

상추

상추는 최면효과를 가진 성분을 갖고 있는 천연 수면제로 상추 줄기에 수면을 유도하는 성분인 락투세린과 락투신이 들어있다. 상추로 따로 요리를 해먹기 보다는 상추쌈을 해먹거나 녹즙을 만들어 먹으면 숙면에 좋다.

카레가루

카레의 향에는 수면을 유도하는 성분이 들어있다. 시중에서 구할 수 있는 카레가루를 한 주먹정도 면보자기에 꽁꽁 싸서 머리맡에 두고 자면 효과를 볼 수 있다. 효과는 인도산 카레가루가 더 좋지만, 냄새가 자극적이므로 반 주먹정도만 사용하는 것이 좋다.

마늘 요법

마늘술(마늘+소주)에 탄산수를 약간 넣어 잠들기 전에 소주잔으로 반잔씩 마신다.

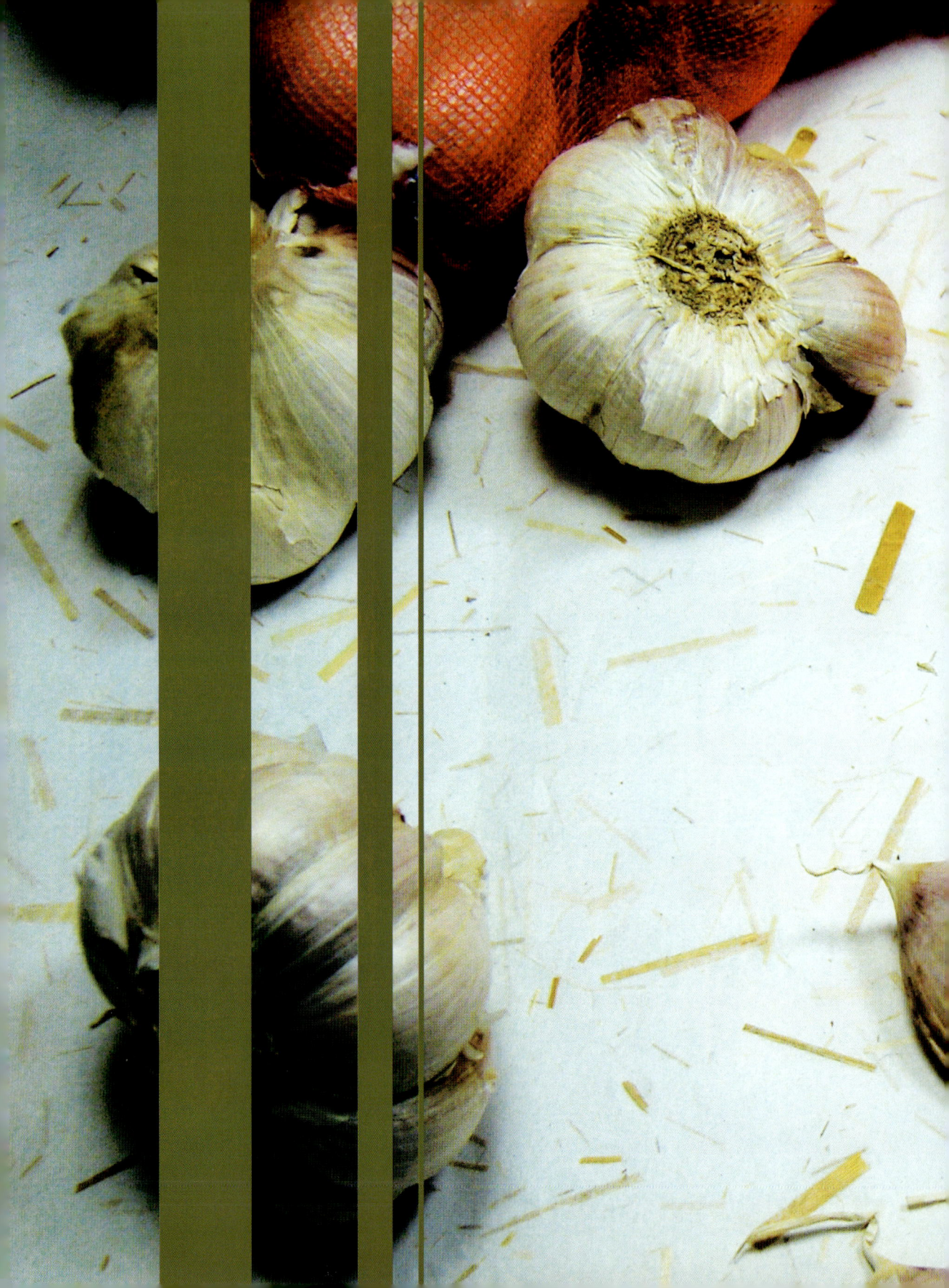

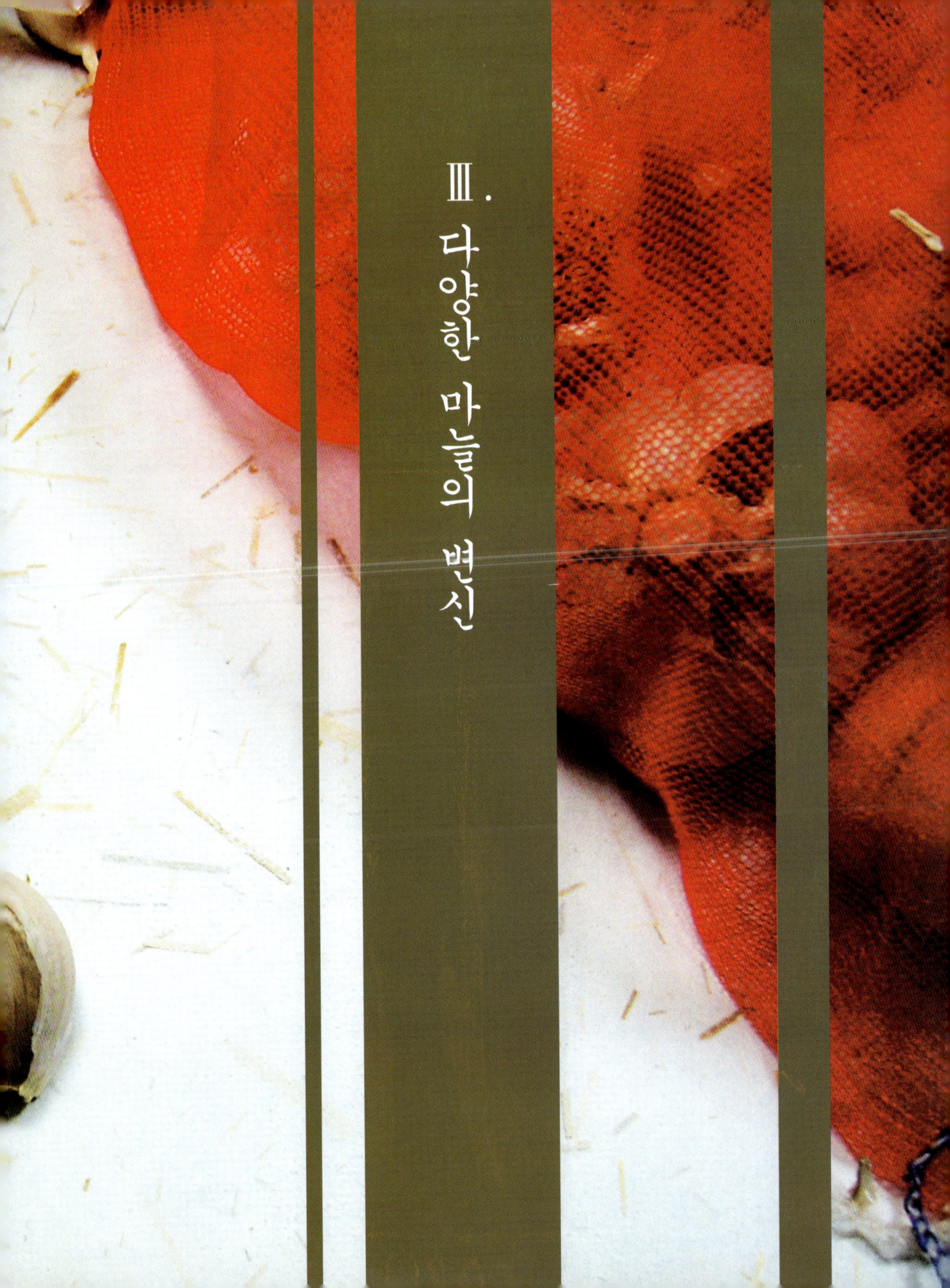

Ⅲ. 다양한 마늘의 변신

1

신경통 류머티즘과 견비통에 좋은
마늘뜸

신경통 류머티즘을 치료하다

'신경통 류머티즘'이라는 병명만 들어도 치를 떠는 사람이 많을 것이다. 그 만큼 '신경통 류머티즘'은 노인병이라고 불릴 만큼 나이가 들면 의례생기는 것이기도 하지만, 정말 고질병처럼 잘 낫지도 않으면서 통증이 수시로 찾아와 큰 고통을 주기 때문이다.

이러한 신경통 류머티즘에 직효인 식품을 소개 하려고 한다. 이미 눈치 채겠지만, 이번에도 답은 '마늘'이다. 건강식품계의 팔방미인 마늘은 내용內用 혹은 외용外用으로 모두 사용가능하다. 여기서 말하는 '내용內用'이라 함은 마늘을 입을 통해 먹는 것을 말하고, '외용外用'이란 신체의 외부에 사용하는 것, 즉 피부에 마늘성분을 침투시켜 치료하는 방법을 말한다.

신경통 류머티즘에 마늘을 먹는 것이 효과가 있다는 것은 앞에서 말했지만, 마늘을 먹지 않고 외용하는 방법도 있다. 그것은 바로 마늘로 뜸을 뜨는 것이다.

마늘뜸이란 통증이 심한 환부나 그 부위의 가까운 급소에 10원짜리 동전 두께 정도로 썬 마늘을 올려놓고 그 위에 약쑥으로 뜸을 뜨는 것이다.

한위원에서 뜸을 뜨는 경우는 그 환부를 지배하는 경혈에 따른 급소에 뜸을 뜨지만 집에서 혼자 뜸을 뜰 때는 경혈을 찾기가 어려우므로 환부 위에 직접 뜸을 뜨는 방법을 택한다. 보통 뜸은 같은 부위에 시간을 두고 3번 뜨는데, 마늘뜸의 경우에는 횟수를 단 1번으로 정한다. 약쑥이 다 타서 마늘뜸이 끝나면 마늘을 떼어내고 약간 빨개진 부위에 피부에 좋은 연고를 바른다. 마늘뜸을 뜨고 다음날 아침에 눈을 뜨면 아마 독자분들은 매우 놀랄 것이다. 왜냐하면 그 전날 마늘을 먹지도 않았는데 입에서 마늘 냄새가 나는 신기한 현상을 경험하게 될 것이기 때문이다. 이것은 마늘뜸에 의해서 피부로 흡수된 알리신이 체내를 돌아서 호흡기 속으로 들어간 것이다.

다시 말해서 마늘의 유효성분인 알리신이 피부를 통해 몸속으로 흡수되어 온열감을 준 후, 혈관을 통해 폐에 들어가 호흡하는 공기에 섞여 입 밖으로 나온 것이다.

최근 병을 한방으로 치료하려는 사람들이 많아졌다. 양의에게 치료를 받아도 증상이 호전되지 않는다면 한방치료를 고려해보는 것도 좋은 방법이다. 특히 신경통이나 류머티즘과 같은 원인불명의 만성병이라면 부작용의 위험이 있는 진통제에만 의존하는 것은 좋지 않다.

침이나 뜸과 같은 한방치료를 한 번 시도해보자. 갑자기 통증이 일어날 때는 마늘을 얇게 썰어서 환부에 올려놓고 그 강한 자극을 이용해서 일시적으로 통증을 잊게 할 수도 있다.

마늘뜸을 하면 몸이 따뜻해지고 혈액순환이 좋아져서 신경이 자극을 받으므로 각종 호르몬의 분비가 촉진되고 몸 전체의 기능이 균형 있게 돌아간다.

견비통이 말끔히 낫는 마늘뜸

어깨가 쑤시거나, 목덜미가 뻣뻣해지는 현상은 누구나 한 번쯤 겪어 보았을 것이다. 나이를 먹어서 혹은 며칠 무리를 해서 그런가 하고 가볍게 여기는 경우도 있을 수 있으나, 이 증상이 나타난 원인은 참으로 많고 복잡하다. 특히 고민이나 근심이 있어 자율신경이 불안정한 상태에 있을 때에는 많은 원인을 뒤로 하고 서라도 증상을 악화시킨다. 견비통이 일어나는 원인으로는 저혈압, 빈혈, 호르몬 이상, 축농증, 고혈압, 동맥경화 등이다. 따라서 우선 이 증상의 원인이 되는 것을 치료하지 않으면 견비통을 완치하기는 힘들다.

원인을 제거하고 마늘뜸을 뜨면 견비통에 큰 도움이 될 것이다. 마늘의 향은 정신을 맑게 해주고 봄에 따뜻한 열을 가해 주면 환부의 통증이 완화되기 때문이다.

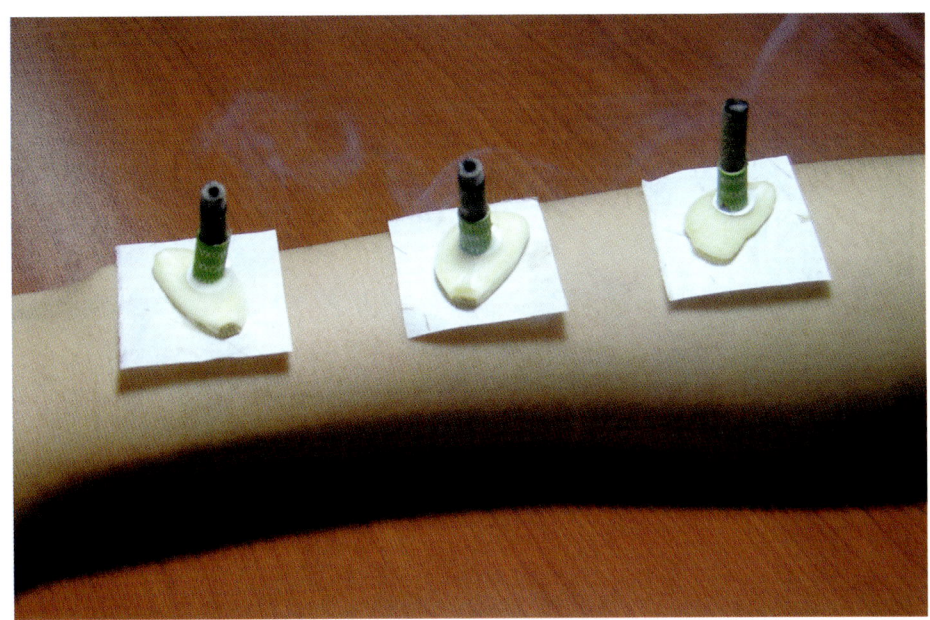

마늘뜸의 순서

① 알이 통통한 마늘을 고른다.
② 마늘을 얇게 쪼갠다.
③ 환부에 창호지를 깔고 마늘을 올려놓는다. 이때 면적이 넓은 쪽을 아래로 한다.
④ 약쑥은 피라미드 모양으로 약간 단단하게 만들어 마늘 위에 올리면 되는데, 약쑥을 구하기 어려울 때에는 쑥으로 만든 뜸을 구입해서 사용해도 좋다.
⑤ 만수향으로 불을 붙인다.

주의 : 따끈한 열기를 느끼면 다음 경혈로 이동한다. 마늘뜸으로 피부에 염증이 생기면 얇게 저민 생강조각을 마늘 아래에 놓고 한다.

마늘을 이용한 산전구법

마늘로 뜸을 뜨는 방법은 아주 오랫동안 전해져 내려왔다. 중국 고대 명의 갈홍葛洪의 《주후비급방》에는 다음과 같이 기록되어 있다.

대저 등에 난 부스럼에는 독과산(마늘의 일종)을 두께 1푼 정도로 썰어 부스럼 위에 놓고, 그 위에 약쑥을 벽오동 열매만한 크기로 만들어 올려놓고 100번 정도 뜸을 뜬다. 그렇게 하면 저절로 부스럼이 없어진다. 뜸을 많이 뜰수록 좋지만, 너무 뜨겁다는 느낌이 들면 다른 마늘로 교체해야 한다. 잘못하면 피부에 화상을 입을 수 있다.

또 이신李迅이라는 사람은 '산전구법蒜錢灸法'을 다음과 같이 설명했다. 산전구법이란 마늘을 동전만한 크기로 썰어 뜸을 뜨는 방법을 말한다.

등에 부스럼이 생기면 어설프게 약을 사용하는 것보다 마늘뜸이 좋다. 부스럼의 열독이 표피를 뚫고 발산하지 않을 때에는 부스럼 안에 있는 고름을 외부로 배출시키면 부스럼이 없어진다. 발병 초기라면 독두산을 작은 동전 두께로 썰어 부스럼 위에 올려놓고 3번 뜸을 뜬 후, 마늘을 바꾸어 100번 정도 뜸을 뜨면 된다. 이렇게 하면 다음과 같은 효과가 있다.

첫째, 부스럼의 상처를 키우지 않는다.
둘째, 부스럼 안에 있는 살에 손상이 가지 않도록 한다.
셋째, 부스럼의 상처를 다시 아물기 쉽게 한다.

산전구법은 이와 같이 3가지 효과가 있다. 그러나 머리나 등줄기 위에는 뜸을 뜨지 않는 것을 원칙으로 한다. 마늘뜸을 뜨면 기가 머리로 지나치게 많이 올라가 좋지 않기 때문이다.

◀ 사례 1 ▶

중국 명나라 때의 일이다. 사원史源이라는 사람이 어머니의 등에 생긴 부스럼을 마늘뜸으로 치료한 예가 있다. 처음에 사원은 어머니의 등에 좋다는 약초를 여러 개 붙여 보았으나, 오히려 병이 더 악화되는 것 같아 의사에게 진찰을 받아보기로 하였다. 의사는 고약을 붙여 주었으나, 증상은 조금도 나아지지 않았고 오히려 부스럼의 크기가 커져 버렸다.

사원은 한 여승이 전에 모친과 같은 부스럼으로 고생을 하다가 뜸을 떠서 고쳤다는 소문을 듣고 그 여승을 찾아갔다. 그 여승은 약쑥을 한 바구니 준비해서 쑥과 함께 마늘뜸을 800번이나 떴다고 경험담을 들려주었다. 그래서 사원은 당장 집으로 달려가 약쑥을 은행 알만한 크기로 만들어 어머니의 환부에 대고 그 위에 마늘뜸을 해주었다.

사원은 처음에 '커다란 뜸을 뜨면 뜨거울 텐데' 하고 생각했지만, 어머니는 뜨겁지 않다고 했다. 뜸을 뜨는 동안에 부스럼의 크기가 작아지는 것 같았으나, 밤이 되자 부스럼이 불처럼 뜨거워지더니 부풀어 올랐다.

다음 날 아침, 환부는 마치 항아리를 엎어 놓은 것처럼 부어오르고 피부 표면에 수많은 구멍이 생겼다. 부스럼은 까맣게 변해 있었는데, 얼마후 다량의 고름이 배출되었다. 그러자 모친의 증상은 거짓말처럼 쾌차하게 되었다.

앞의 예는 중국의 옛이야기이므로 이 치료법을 그대로 사용할 수는 없겠지만, 가벼운 증상이라면 충분히 사용할 수 있는 방법이다.

◀ 사례 2 ▶

59세인 한 여성의 직업은 한복을 만드는 것이었다. 장시간 동안 앉아 일을 하기 때문에 그녀는 항상 허리통증에 시달리고 있었다. 그녀는 친구의 권유로 환부에 마늘뜸을 뜨기 시작했는데, 증세가 호전되어 허리를 마음대로 쓸 수 있게 되었다.

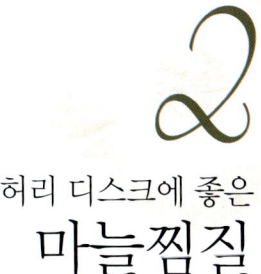

허리 디스크에 좋은
마늘찜질

현대인 가운데에는 운동이 부족한 사람이 많다. 자동차, 엘리베이터, 에스컬레이터가 늘어나고 각종 전자제품이 생활 속에 파고들면서 몸을 움직일 기회가 많이 줄어들었기 때문이다.

그래서 요즘 직장인이나 주부들은 여가 시간을 활용하여 스포츠 센터를 찾는다. 아쿠아 에어로빅이나 재즈댄스는 이미 붐을 이루고 있고, 단순히 걷기 운동 또한 상당한 인기를 얻고 있다. 또한 2002년 월드컵을 치루면서 휩쓸고 간 축구 열풍은 많은 축구 동호회를 만들어 냈다.

이처럼 건강한 몸을 만들기 위한 운동의 열기는 꺼질 줄을 모르고 있다. 이것은 그만큼 사람들이 자신의 건강에 대해서 관심을 가지고 있다는 증거라고 할 수 있다.

그런데 평소 운동이 부족했던 사람이 갑작스럽게 운동을 하면 허리에 무리가 가게 된다. 건강에 도움이 되어야 할 운동이 역효과를 낸 경우이다.

허리를 순간적으로 삐는 것을 유럽에서는 '마녀의 일격'이라고 표현하는데, 전문적으로는 '급성 혹은 돌발성요통'이라고 부른다. 허리 삐는 것을 얼핏 생각하면 허리뼈의 손상으로 생각되겠지만 엄연히 따지면 이것은 허리의 근육이나 근막筋膜의 손상에서 오는 허리의 염좌捻挫이다.

갑작스럽게 시작된 운동이 아니더라도 일상생활에서 허리를 다치는 경우는 많다. 하지만 이것 또한 운동부족에서 온 것이 아닐까?

허리를 삐었을 때에는 마늘찜질이 대단히 효과적이다. 방법은 다진 마늘을 알코올 등의 용액에 섞어 찜질하는 것이다. 마늘찜질로 '마녀의 일격'을 이겨낸 사람들의 체험담을 들어보자.

알코올을 이용한 마늘찜질

35세인 한 남자가 방을 청소하다가 무거운 것을 들어 올리면서 허리를 다치게 되었다. 통증이 심하지 않았던 그는 병원의 힘을 빌리지 않고, 다음과 같은 방법으로 스스로 치유했다.

만드는 법
① 껍질을 벗겨 깨끗이 다듬은 마늘을 믹서에 넣고 간다.
② 간 마늘에 물을 적당량 섞은 후, 밀가루를 풀어 반죽한다.
③ 이 반죽을 주먹만 한 크기로 빚어 냉동실에 넣는다.
④ 반죽이 충분히 차가워지면 창호지로 감싼 후, 환부에 댄다.

허리를 다치면 뜨거운 열을 이용한 뜸을 뜨는 경우가 많다. 그러나 반대로 마늘을 이용한 냉찜질은 효과가 있었다. 사흘이 지나자 차츰 통증이 가벼워지기 시작했고 1주일이 지나자 평소와 다름 없는 생활로 돌아갈 수 있게 되었다. 신경통의 항목에서 언급했던 대로 마늘에 함유된 알리신은 신경세포와 결합해서 근육의 통증을 가볍게 해주는 작용이 있다. 즉, 마늘을 이용한 냉찜질은 과학적으로 입증된 치료법이다. 먼저 마늘의 성분인 알리신이 근육의 통증을 완화시킨 후, 냉찜질로 놀란 허리의 근육을 진정시켜 주기 때문이다. 이때 창호지는 놀란 근육과 차가운 마늘찜질 사이의 온도를 완화시켜 주는 역할을 한다.

이번에는 위의 마늘찜질을 하는 방법보다 더 번거롭기는 하지만 효과적인 방법을 소개하려고 한다.

만드는 법
① 깨끗이 다듬은 통마늘을 강판에 간다.
② 간 마늘즙과 96%인 주정용 알코올을 섞는다.
③ 알코올과 섞은 마늘즙을 고운 천에 여과시킨다.
④ 이때 알코올의 증발과 함께 상당히 독한 냄새가 나는데 이 여과액에 거즈를 담근다.
⑤ 거즈에 어느 정도 여과액이 베이면 환부에 붙인다.

96%나 되는 알코올을 사용하므로 처음에는 자극이 상당히 강할지 모르지만 단시간 내에 냄새는 사라진다. 알코올을 이용한 이 방법은 삐끗한 허리뿐만 아니라 무좀과 치질에도 사용할 수가 있다. 다만 몸에 직접 마늘을 붙이는 것이기 때문에 피부가 약한 사람들은 반드시 주의를 해야 한다. 따라서 팔목이나 귀 뒤에 이 여과액

을 약간 발라보고 부작용은 없는지 심하게 쓰라리지 않는지 사전에 테스트를 해보아야 한다.

이번에는 알코올을 이용한 것보다는 효과가 천천히 나타나지만, 자극적인 냄새가 나지 않는 찜질법을 알아보자.

만드는 법
① 쑥과 마늘과 생강을 강판에 간다.
② 갈은 쑥과 마늘과 생강에 밀가루를 섞어 잘 갠다.
③ 갠 반죽을 거즈에 옮긴다.
④ 결린 어깨에 찜질한다.

쑥과 마늘과 생강으로 찜질하면 증상을 완화시킬 수가 있다. 장시간 같은 자세를 취해서 근육의 긴장이 지속되어 일어난 견비통은 이 요법만으로도 통증이 많이 호전된다.

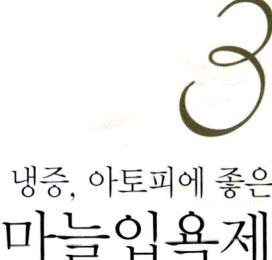

냉증, 아토피에 좋은
마늘입욕제

피로한 날이나 감기몸살 기운이 있는 날에는 마늘로 입욕제를 만들어 목욕을 하면 좋다. 마늘 성분이 피부 속으로 스며들어 몸이 따뜻해지고 피로도 빨리 풀어진다. 마늘로 목욕을 하고 나면 피부 또한 훨씬 매끈해진다.

마늘로 목욕하는 것은 미용에도 좋지만, 무엇보다 냉증이나 아토피까지 치료할 수 있어 건강까지 챙길 수 있다.

만드는 법

① 마늘 10쪽을 찜통에 넣고, 완전히 흐물흐물해질 때까지 5~6분간 찐다.

② 찐 마늘을 면 주머니에 담아 따뜻한 물을 받은 욕조에 넣는다.

③ 욕조에 몸을 담그고 마늘 주머니를 주물러 약효가 우러나도록 한다.

4
피로회복과 스태미나에 좋은
마늘주사

마늘주사는 1990년초 일본 히라이시 박사가 스포츠선수의 피로회복 및 체력증진 등의 스태미너 증강목적으로 처음 사용하였다. 이름은 마늘주사지만 실제 마늘에서 추출한 것이 아니라, 마늘에 많이 있는 알리신Allicine과 비타민 B1을 활성화 시킨 염산푸르설티아민Fursultiamine HCl이 주성분이다. 이 주사는 놓을 때 일시적으로 마늘 특유의 냄새가 나서 마늘주사란 별명이 붙게 되었다. 냄새는 주사 후 단시간 동안 미약하게 난 후에 소실되며, 본인만 살짝 느낄 수 있는 정도이다.

마늘주사는 비타민 B1 이외에도 다른 비타민 B군을 칵테일을 만들 듯이 함께 투여하므로 '비타민 칵테일 주사' 라고도 하는데, 가장 큰 장점은 혈액을 통해 투여하므로 주사 즉시 효과를 볼 수 있다는 것이다.

이 주사에 들어있는 비타민 B1은 피로물질인 유산을 제거하고, 당질 분해로 세포에너지 생성을 하며, 신경자극 조절 작용을 한다.

즉, 비타민 B1 결핍되면 만성피로, 전신권태감, 식욕부진, 피부 트러블, 눈의 피로, 신경통, 신경염, 변비증상악화시 중증의 심부전 등이 나타나는 데, 이를 예방 및 치료하는 역할을 한다. 특히 만성피로가 있거나 어깨 결림, 요통이 있는 사람에게 좋다.

최근에는 프로스포츠 선수는 물론 연예인, 수험생들 사이에서 사용이 급증되고 있다.

충치제거와 목을 보호하는
마늘가글제

한 대학교수는 가끔 강의에 들어가기 전에 마늘을 사용해서 양치질을 한다고 한다. 직업상 목소리를 많이 사용하고, 큰 소리를 내야 하기 때문에 가끔 인후 부위가 따끔거리는 경우가 있는데, 이런 때에 마늘로 양치질을 하면 효과가 있다는 것이다.

만드는 방법은 간단하다. 생마늘을 간 것이나 혹은 다진 것을 물에 섞는다. 이 물로 양치질을 하면 가래가 잘 빠져나오고 목구멍이 깨끗해진다. 마늘에 거담작용이 있다는 것은 앞에서 말한 바 있다. 알리신이 인후나 기관지의 점막에 반응해서 가래의 배출을 촉진하고 점막의 정상화를 만드는 것이다.

마늘물로 양치질을 할 때는 처음에는 농도가 약한 것에서부터 시작한다. 그리고 나서 익숙해지면 자기에게 적합한 물의 농도를 정하는 것이 좋다.

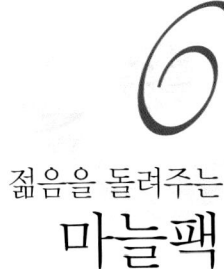

젊음을 돌려주는 마늘팩

마늘은 피부세포를 활성화시켜 노폐물을 제거해주고, 각질과 멜라닌 색소의 침착을 방지하여 피부를 맑고 탄력있게 가꾸어 준다.

만드는 법

① 깨끗이 씻은 마늘 3쪽을 얇게 썬다.
② 얇게 썬 마늘에 꿀 3큰 술을 잘 잠기도록 붓는다.
③ 꿀에 잰 마늘을 랩으로 밀봉하여 냉장고에 3일 동안 재워둔다.
④ 3일후 꿀에 잰 마늘의 윗물을 떠내어 얼굴에 바른다.
⑤ 10분 이내로 짧게 마사지 한 후, 미지근한 물로 깨끗이 씻는다.

【 사례 1 】

얼굴에 기미가 끼고 부스럼이 난 40세 주부의 이야기이다. 이 주부는 부신피질호르몬 치료를 1년 이상 받았지만, 부작용 때문인지 악화될 뿐이었다.

그러나 마늘크림을 3개월 정도 꾸준히 바르자 기미가 차츰 사라지기 시작했다. 기미는 멜라닌 색소 때문에 생기는데, 마늘이 피부의 혈행을 촉진시키고, 신진대사를 활발하게 해주어 침착되었던 멜라닌 색소가 배출된 것이다.

◀ 사례 2 ▶
얼굴이 거칠어지고 잔주름이 눈에 띄게 나타난 30세 여성의 이야기이다. 이 여성은 마늘크림을 바른 후 피부에 윤기가 돌기 시작했고, 눈가에 주름이 점차 사라졌다.
이것은 마늘이 피부의 혈액순환이 활발해 지도록 도와주어 피부로 가야할 영양성분이 골고루 운반되었기 때문이다.
노화가 시작되면 피부의 각질은 층이 두꺼워져 전체적인 피부톤이 거무스름해진다. 마늘의 작용으로 신진대사가 촉진되면 피부에 반질반질하고 얇은 투명막이 생겨 다크서클과 옅어지고, 생기가 돌게 된다.

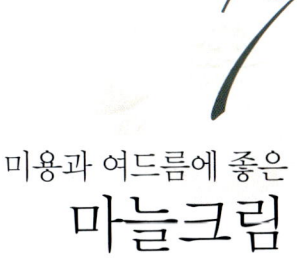

미용과 여드름에 좋은
마늘크림

마늘은 우리 몸에 유익한 여러 가지 작용을 한다. 그러나 그 작용이 강력한 만큼 마늘즙을 얼굴에 직접 바르는 것은 위험하다. 마늘은 특유의 자극성이 있기 때문이다.

일본의 26세인 한 여성은 여러 해 동안 여드름으로 고민하고 있었다. 그녀는 피부에 마늘이 좋다는 것은 알고 있었지만 민감성 피부라서 선뜻 사용할 수 없었다고 한다. 그녀는 마늘의 자극성을 최소화 할 수 있는 방법이 무엇인지 몇 달 동안 연구하였다.

마늘의 자극성을 최소화하고, 어디서나 쉽고 간편하게 바를 수 있도록 레몬과 크림을 이용한 '마늘크림'이 완성된 것이다. 그리고 마늘크림을 3개월 동안 매일 바르자 거짓말처럼 여드름이 자취를 감추어 버렸다.

그녀의 아이디어로 만들어진 마늘크림은 화장품으로 출시되어 제조법은 처음보다 훨씬 복잡하고 정교해졌다. 그러나 마늘을 이용하여 간단하게 크림을 만들 수 있다.

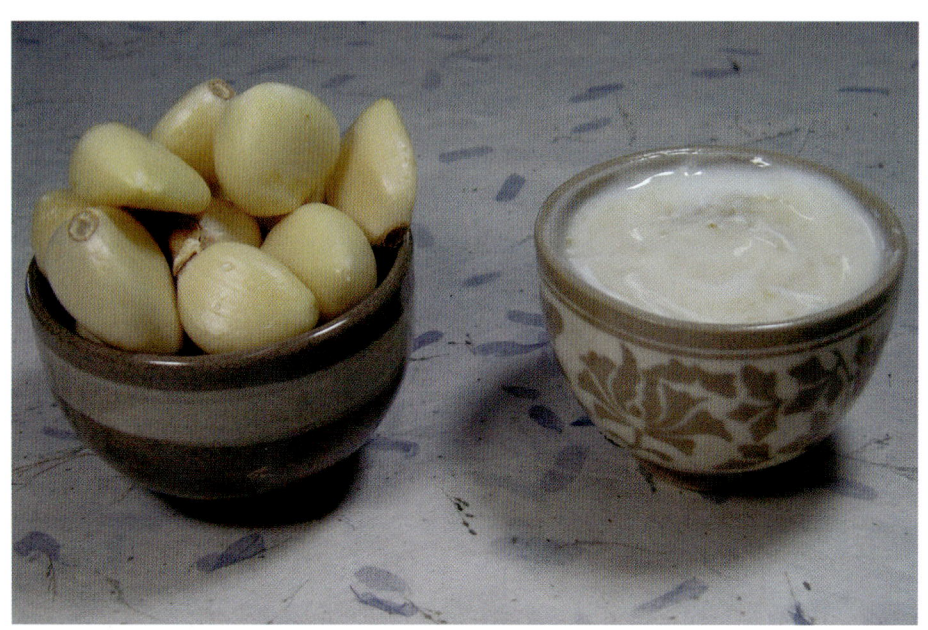

만드는 법

① 마늘과 레몬의 껍질을 깐 다음 깨끗이 손질한다.

② 큰 유리병에 마늘과 레몬, 소주를 함께 넣는다.

③ 6개월이 지나면 ②를 끓여서 알코올 성분을 없앤 후, 이를 농축 엑기스로 만든다.

④ 집에서 평소에 잘 사용하지 않았던 크림이나 천연크림을 구입하여 ③과 섞어 사용한다.

생마늘을 그대로 바르면 마늘의 자극이 피부에 직접 닿기 때문에 염증을 일으키기 쉽다. 그러나 약간의 엑기스를 크림과 혼합하면 금세 피부 속으로 스며든다. 이렇게 하면 얼굴에 발라도 피부를 상하지 않게 하고, 마늘의 작용도 유효하다.

《 사례 》

사춘기에 빨갛게 돋는 여드름은 심각한 고민거리다. 여드름이 돋았다가 금세 가라앉으면 별 문제가 되지 않겠지만, 악성 여드름을 함부로 건드려 덧이 나면 평생 지워지지 않는 흉터를 남길 수도 있다. 여드름은 사춘기 학생뿐만 아니라 스트레스를 받는 직장인, 주부도 많은 고민을 하게 만든다. 요즘은 좋은 여드름 치료약과 주사가 나왔지만, 여드름은 끊임없이 괴롭히는 골치 아픈 피부병임에 틀림없다. 여드름은 여러 가지 복합적인 요인으로 인하여 생기는 것이기 때문에 악성이 되면 생각만큼 치료가 쉽지 않기 때문이다.

다음은 마늘을 이용하여 여드름을 치료한 기록이 남아 있는 것 중에 가장 오래된 것이다.

독두산獨頭蒜=몸에 살이 통통하게 찐 풋마늘 2개를 빻아서 마유麻油=삼씨기름를 개서 부스럼 위에 두껍게 바르고, 그것이 마르면 다시 갈아 붙인다.

이 방법은 마늘의 알리신이 부스럼 내부로 침투해서 화농균을 죽여 자연히 사그라지게 하는 것이다.

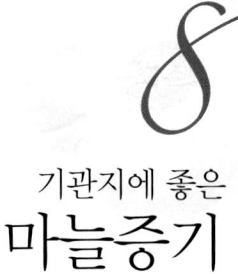

기관지에 좋은
마늘증기

목구멍만이 아니라 코의 질병에도 마늘의 외용이 가능하다. 앞에서 마늘을 먹으면 콧속의 감기 바이러스를 몰아낼 수 있다고 했는데, 이것도 목구멍의 경우와 마찬가지로 마늘의 휘발성분에 의한 효과이다. 목구멍과 코는 내부에서 연결되어 있으므로 마늘을 복용하는 것만으로도 코에 마늘의 효능을 전달하기에 충분하다.

마늘의 증기를 이용하면 목구멍에도 사용할 수 있다. 기관지가 칼칼하거나 답답하여 감기가 의심될 때 이 방법을 쓰면 대단히 효과가 있다.

코나 목구멍에 대한 마늘의 외용으로는 발바닥에 강판에 간 마늘을 붙이는 방법도 있다. 이것은 콧물이 멈추지 않는 증상이나 축농증, 만성 기침에 효과가 있다. 발바닥에는 코나 목구멍의 점막을 자극하는 신경의 경락이 있기 때문이다.

다시 한 번 강조하지만, 피부에 마늘을 바를 때에는 주의가 필요하다. 처음에는 소량을 피부에 발라 테스트를 하는 것이 좋다. 또 밀가루와 섞어 사용하는 것도 자극을 완화시키는 방법 중의 하나이다.

만드는 방법

① 마늘을 으깨거나 믹서에 갈아서 마늘즙을 낸다.

② 마늘즙에서 건더기는 여과시킨 뒤 2~3배의 물로 희석시킨다.

③ 희석된 마늘물을 가열해 그 증기를 코에 가까이 댄다.

9

심장병과 암 예방에 좋은
흑마늘

흑마늘은 생마늘을 구운 뒤 40~90℃ 온도와 그에 맞는 일정한 습도에서 20일간 자연 숙성 및 발효 시킨 것으로 숙성과정에서 마늘 냄새를 유발하는 휘발성 성분이

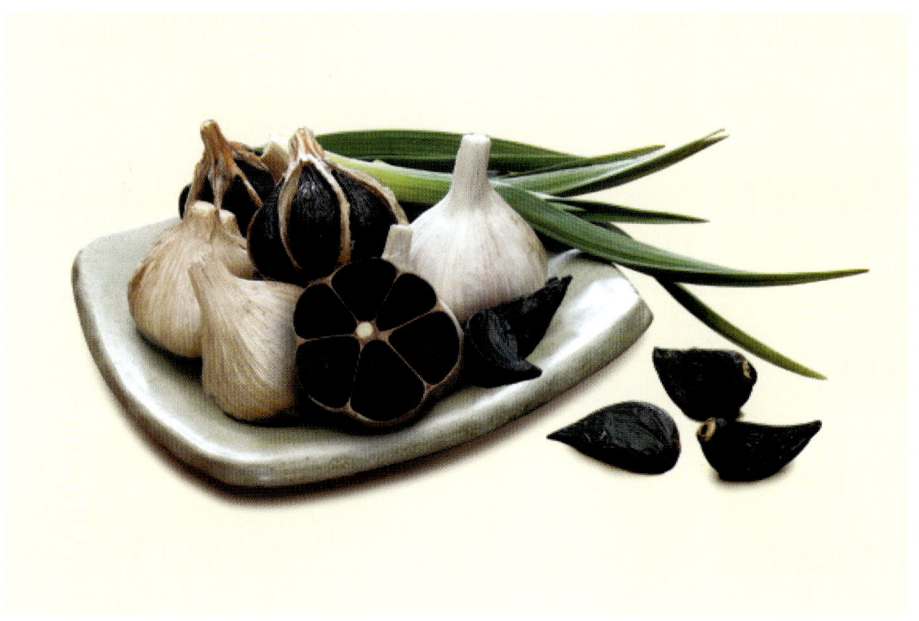

줄어들고, 과당함량이 높아져 새콤달콤한 맛이 난다. 마늘의 색깔이 변한다는 것은 성분의 변화를 의미하며, 마늘 특유의 불쾌감이 없고 체내흡수율이 빠른 것이 특징이다.

흑마늘은 일반마늘에 비해 활성산소를 제거하는 항산화력이 무려 10배나 높다. 유해 산소를 제거하는 SOD^{Super Oxide Dismutase} 함량이 높고, 생마늘에는 없는 항산화 물질인 'S-아릴시스테인'이 있기 때문이다. 따라서 암 예방, 콜레스테롤 저하, 동맥경화 개선, 심장병 예방 기능도 일반마늘에 비해 훨씬 높다.

흑마늘은 일반 마늘에는 없는 안토시아닌 성분도 많아 인슐린 생성량을 50%까지 증가시켜 특히 심장병과 암 예방에 좋다.

10

빠르고 간편하게 먹을 수 있는
마늘환

마늘환은 시중에서도 쉽게 구입할 수 있기 때문에 간편하고 빠르게 먹을 수 있는 건강식품으로 각광받고 있다. 화학성분을 이용한 것이 아닌 자연식품으로 만든 천

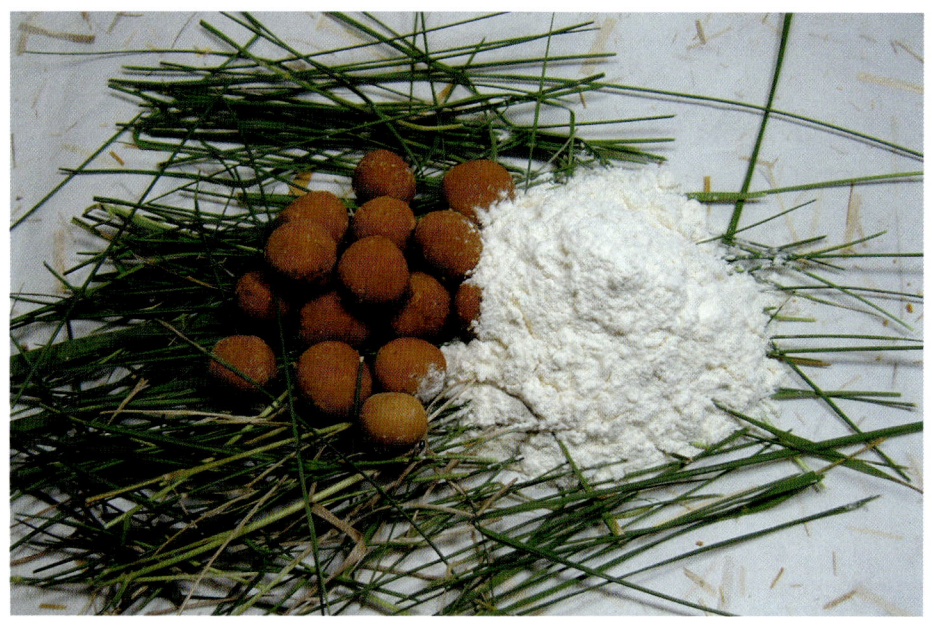

연약제는 거부반응은 물론 부작용 또한 거의 없다.

다음과 같은 방법으로 마늘의 톡 쏘는 향을 최소화 하고, 고소한 맛을 최대한 살린 마늘환을 만들어 보자.

만드는 방법

① 마늘을 강판에 간다.

② 마늘즙 속에 콩가루를 넣는다.

③ 적당하게 반죽이 되면 콩알만 한 크기로 둥글게 빚는다.

④ 둥글게 빚은 마늘환을 충분히 말리고 나서 병에 담아 서늘하고 어두운 곳에 보존한다. 이때 병속에 건조제를 넣어두면 오래 보존할 수 있다.

⑤ 성인의 경우 하루 3회 식후 1알씩 먹는다. 이때 마늘환은 규칙적으로 꾸준히 먹는 것이 중요하다.

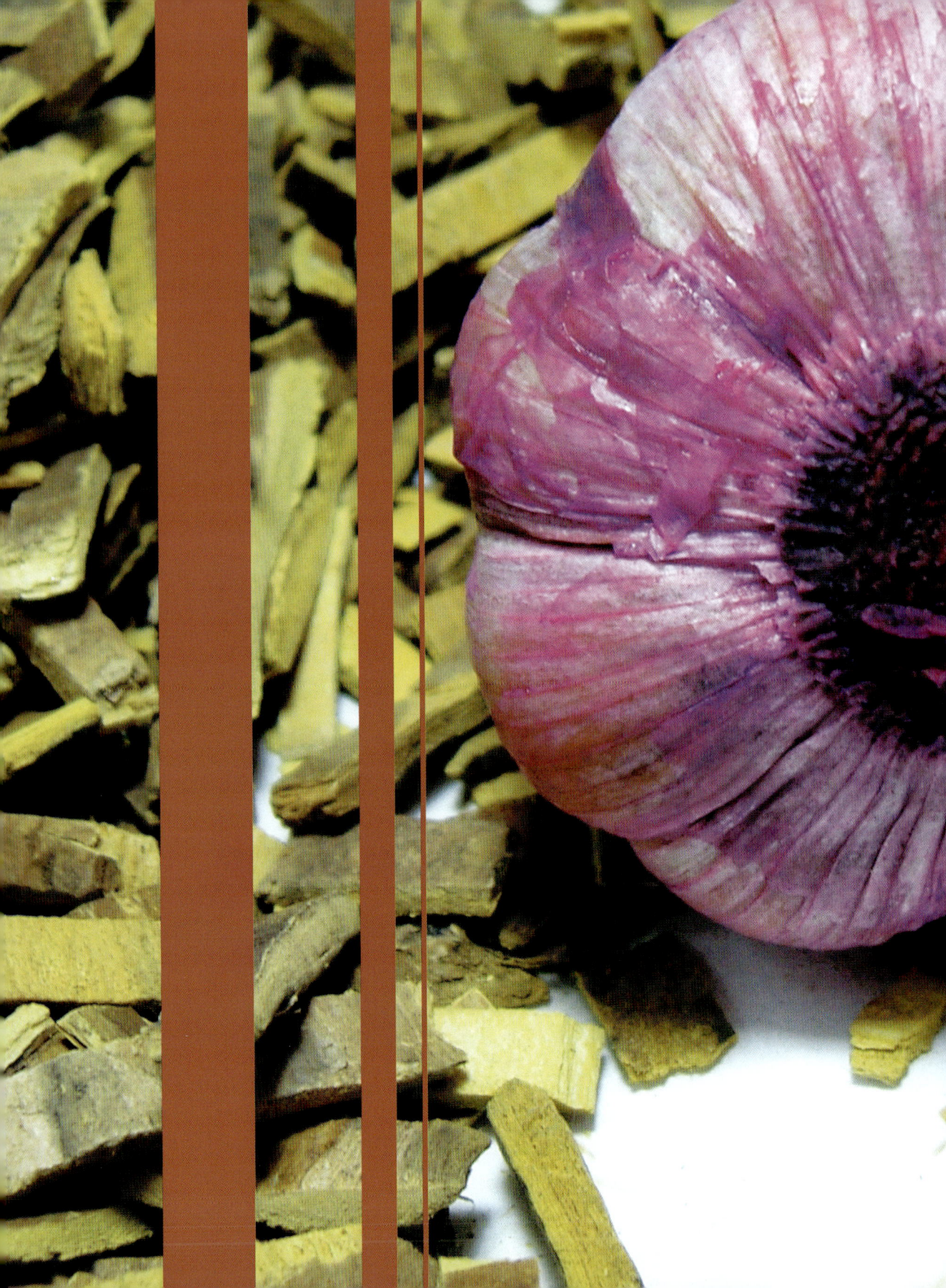

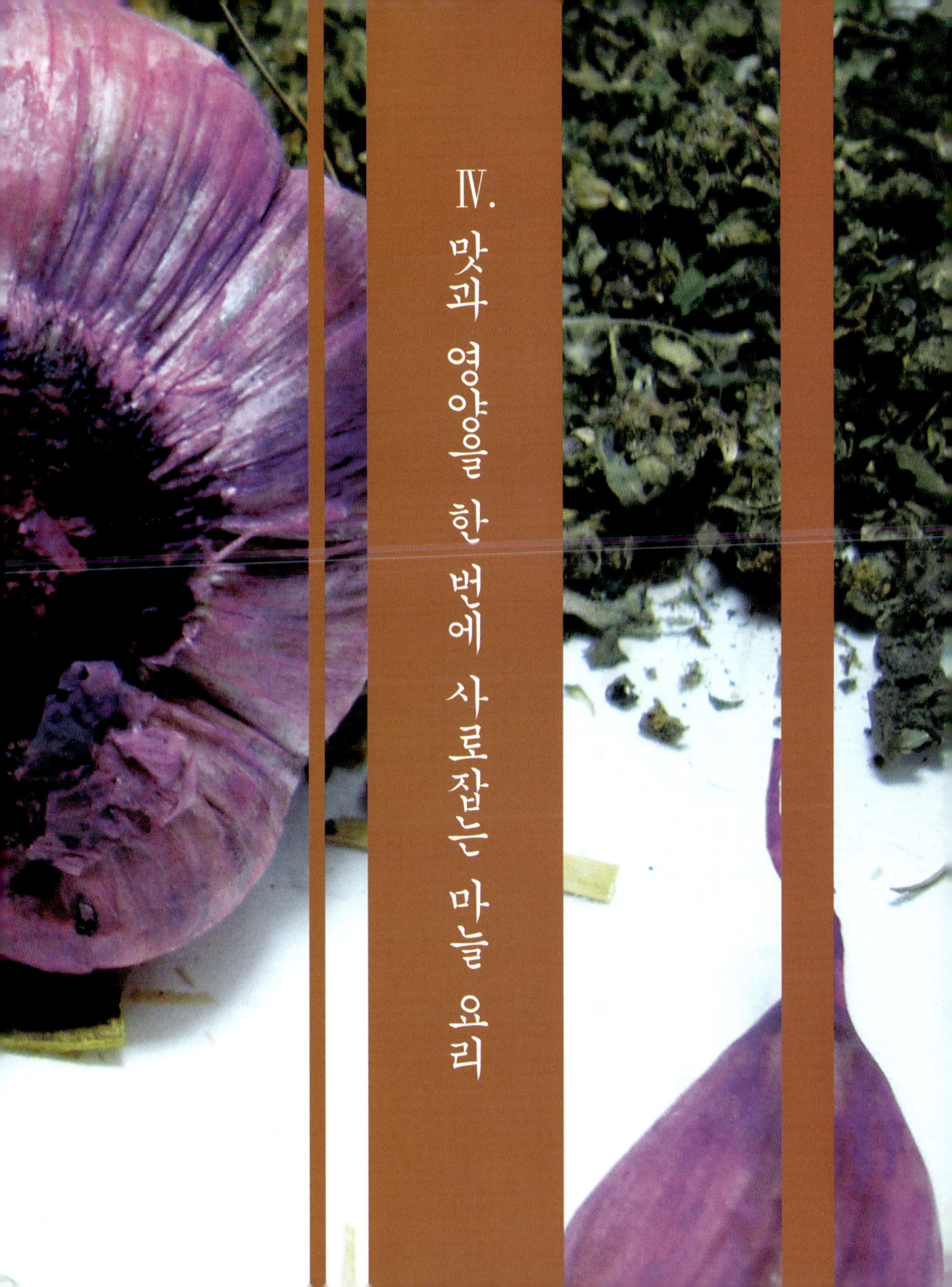

Ⅳ. 맛과 영양을 한 번에 사로잡는 마늘 요리

좋은 마늘 고르는 방법

- 색이 하얗고 통통하며 묵직한 것이 좋다.
- 껍질은 얇고 불그스름한 빛이 돌며 잘 마른 것을 고른다.
- 알이 작게 여러 쪽으로 나누어진 것보다 알의 크기가 굵은 육쪽마늘이 좋다.

마늘 쉽게 까는법

- 통마늘의 뿌리부분을 적당히 자른다.
- 낮은 접시에 담아 전자렌지에 담는다.
- 20초 동안 가열한다.
- 마늘의 날씬한 부분을 손으로 잡고 누른다.

마늘 손질법

- 통마늘을 쪼갠 뒤 한 톨씩 떼어놓고 마늘 겉껍질을 끝에서부터 살살 벗깁니다.
- 껍질 벗긴 마늘은 지저분한 끝부분을 칼로 하나씩 잘라낸 뒤 물에 담가 문지르면서 속껍질을 벗긴다.
- 물에 깨끗이 씻은 후 건져서 하얀 면 행주로 물기를 말끔히 닦아낸다.

마늘 보관법

- 마늘을 말려서 그물 자루에 넣어 바람이 잘 통하는 응달 진 곳에 매달아 두면 오래 보관할 수 있다. 껍질 벗긴 것은 밀봉해서 냉장고에 보관한다. 양념으로 쓸 것이라면 다져서 납작하게 모양을 빚은 뒤 냉동실에 넣어 두고 그때그때 잘라서 쓰면 편리하다.
- 마늘종과 풋마늘대는 신문지에 싸서 냉장고 야채실에 보관한다. 씻어서 물기를 뺀 후 적당한 크기로 썰어 냉동실에 넣어 두면 몇 달 후에도 먹을 수 있다.

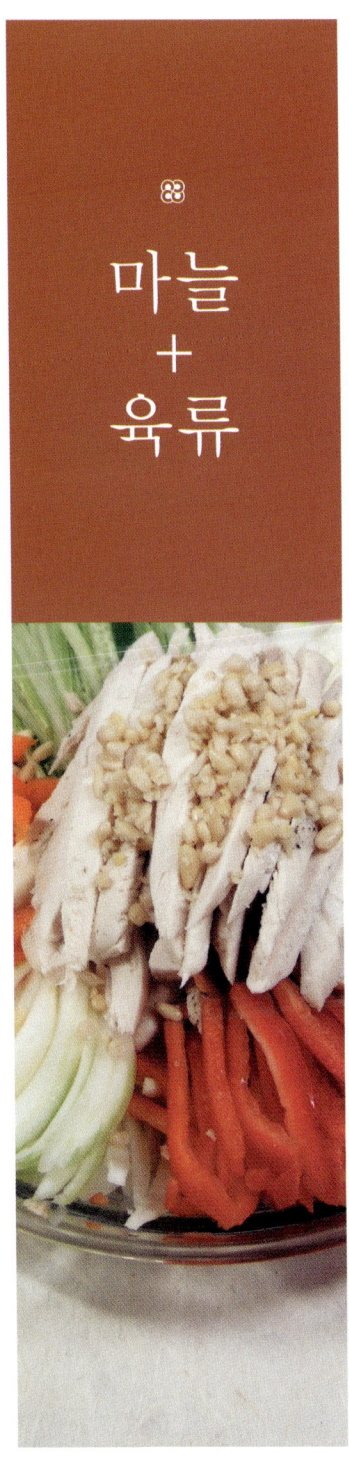

마늘 + 육류

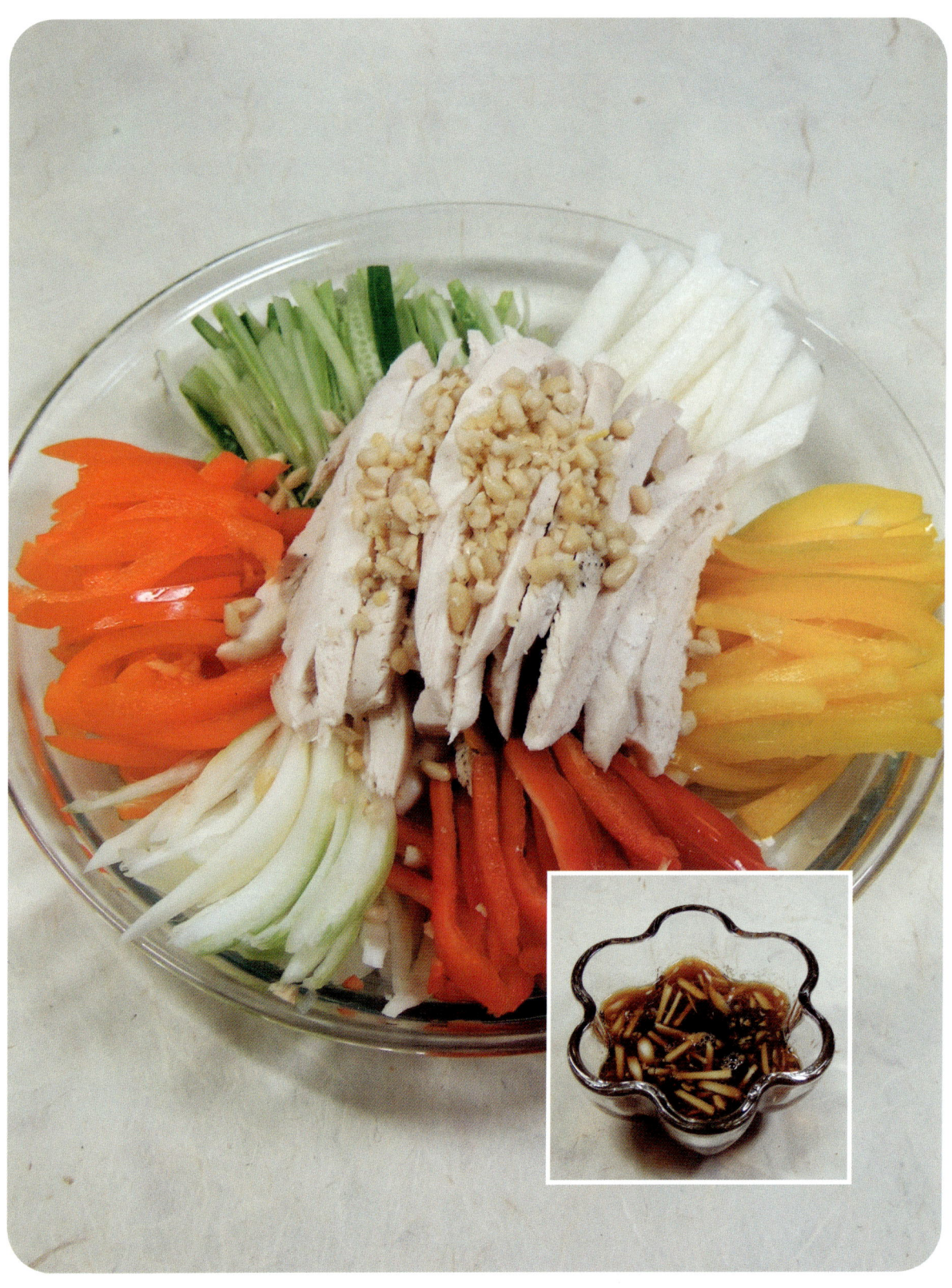

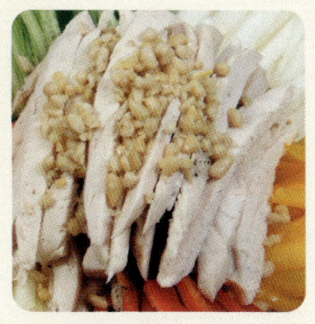

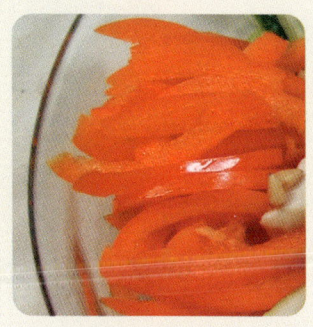

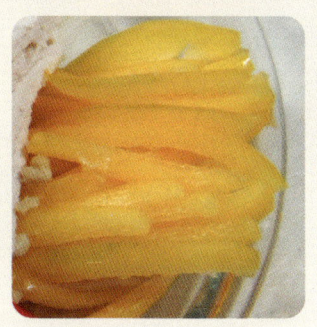

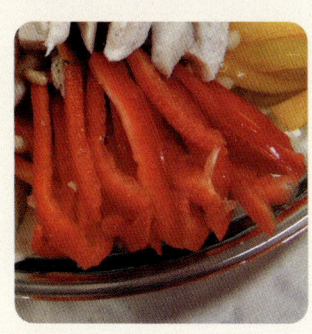

마늘소스 닭가슴살 냉채

재료
노란 파프리카·붉은 파프리카 각 1개씩, 오이 1개, 양파 중간 크기 1개, 배 중간 크기 1개, 닭 가슴살 1팩, 잣 1작은 술

소스 배 1개, 간장·식초 3큰 술, 설탕·꿀·다진 마늘 2큰 술, 소금 1작은 술씩, 후추 1/2작은 술

조리법
❶ 닭 가슴살을 한입크기로 잘라 뜨거운 물에 양파와 함께 익힌다.
❷ 파프리카를 깨끗이 씻은 후 보기 좋게 자른다.
❸ 오이의 껍질을 벗겨 낸 후, 어슷하게 썬다.
❹ 배의 껍질을 벗겨낸 후 믹서에 간다.
❺ 간장, 식초, 설탕, 꿀, 다진 마늘, 소금, 후추를 배와 함께 섞는다.
❻ 접시에 닭 가슴살, 양파를 놓고 파프리카와 오이로 장식을 한 후, 배와 마늘로 만든 소스를 드레싱 한다.
❼ 위에 잣을 갈아 고명을 얹는다.

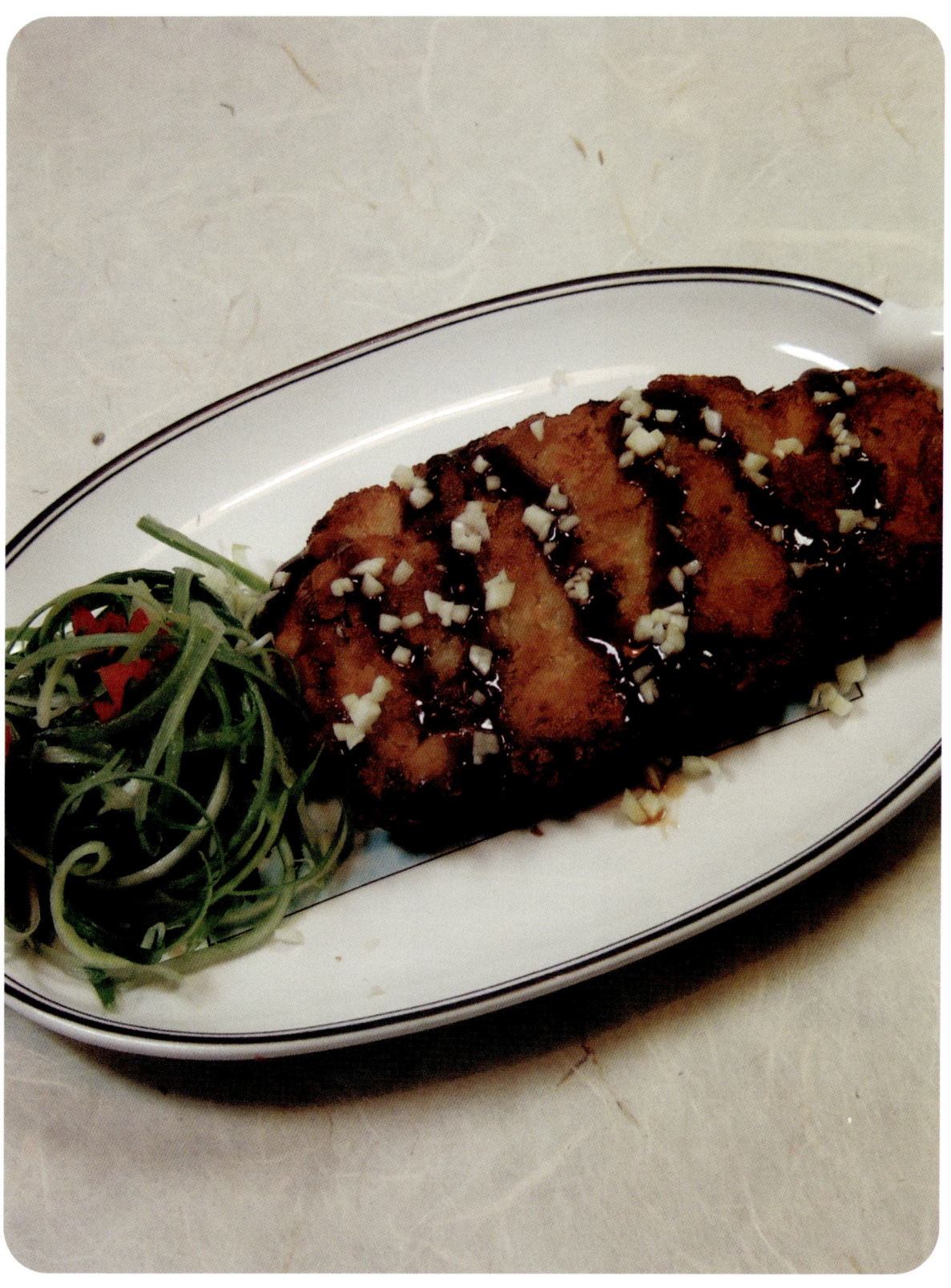

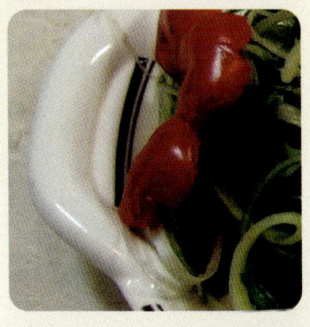
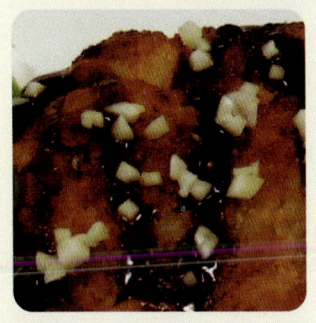
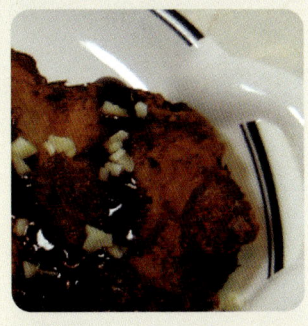
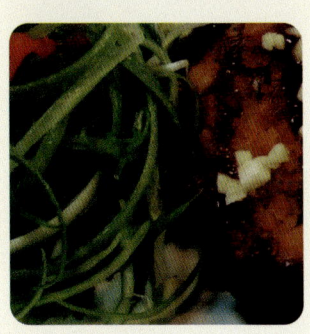

마늘소스 돈가스

재료
돼지고기 600g, 소금 2작은 술, 후춧가루 1/2작은 술, 밀가루 1/2컵, 빵가루 1컵, 달걀 2개, 식용유

소스 토마토케첩 5큰 술, 다진 마늘·우스터소스·설탕 1큰 술씩

조리법
❶ 두께가 1.5~2cm되는 돼지고기에 소금과 후춧가루를 앞뒤로 뿌린다.

❷ 돼지고기에 밀가루를 앞뒤로 가볍게 묻히고, 달걀옷을 입힌 후, 빵가루를 묻힌다.

❸ 기름을 넉넉히 두른 팬에 ❷가 속까지 익도록 약한 불에서 서서히 튀긴다.

❹ 팬에 토마토케첩, 다진 마늘, 우스터소스, 설탕을 넣고 잠깐 끓여 소스를 만든다.

❺ 튀겨낸 돈가스 위에 마늘소스를 뿌려서 접시에 낸다.

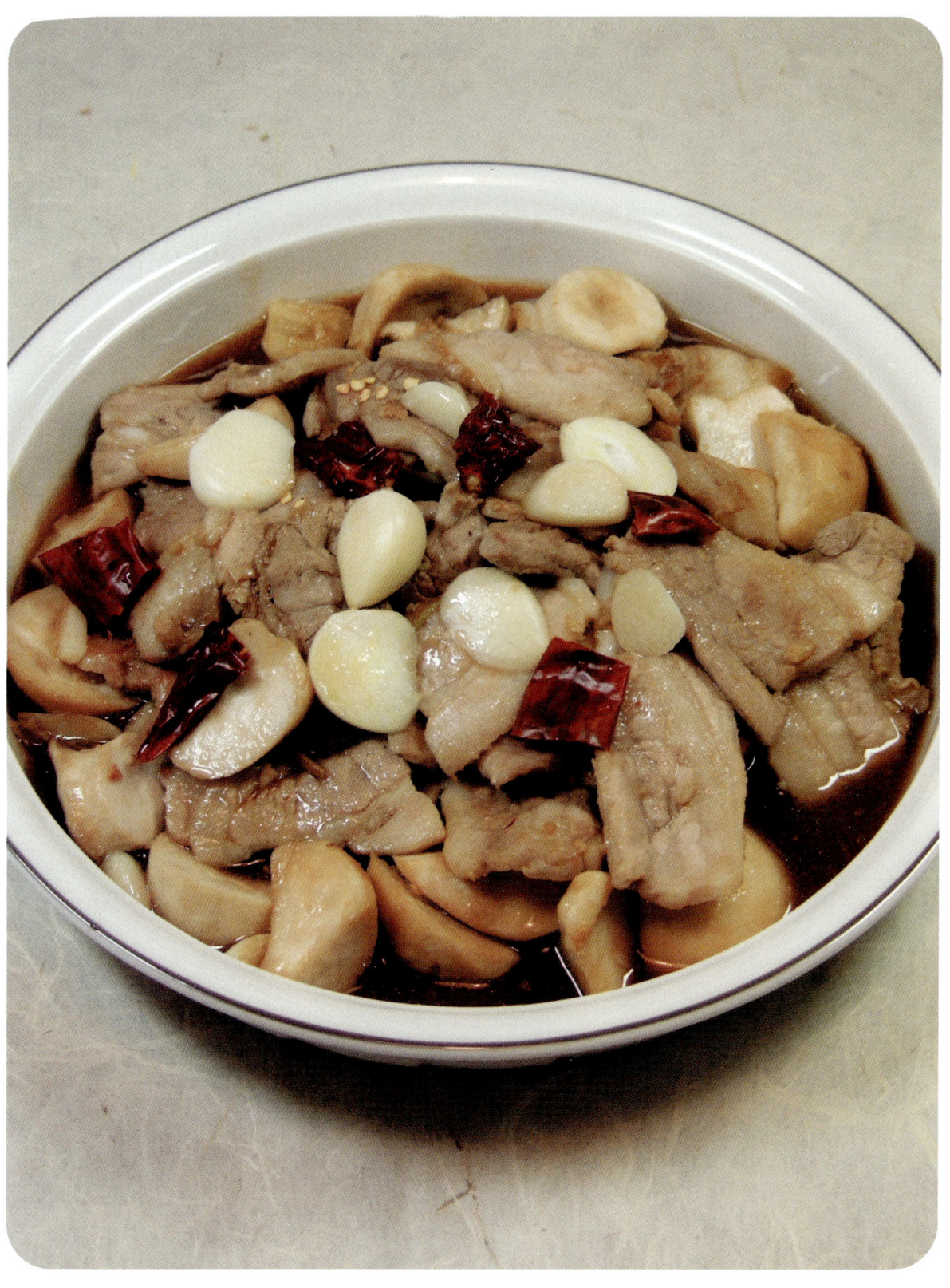

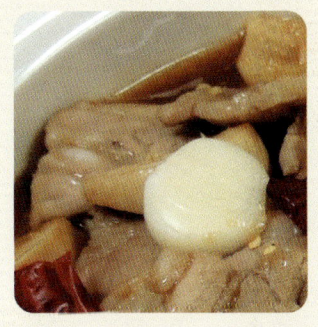
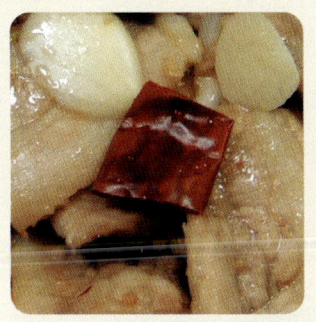
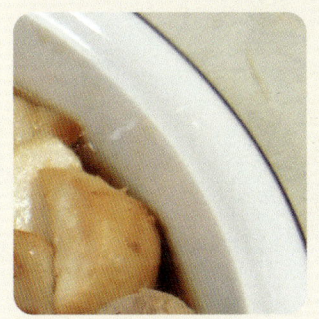
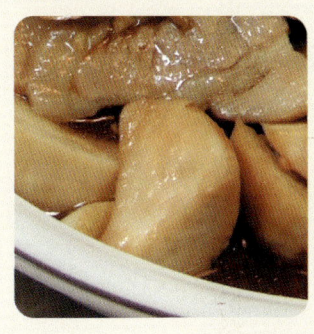

마늘소스 삼겹살

재료
삼겹살 200g, 작은 새송이 버섯 100g, 올리브유 약간
소스 물 2큰 술, 굴소스·식초·설탕·다진마늘 1큰 술씩

조리법
❶ 버섯을 세로로 얇게 자른다.
❷ 삼겹살은 끓는 물에 잠시 삶는다.
❸ 삼겹살을 넣고 올리브유를 두른 후, 다진 마늘을 넣고 잠시 볶는다.
❹ 잠시 후 버섯을 넣어 함께 볶는다.
❺ 여기에 물, 굴소스, 식초, 설탕을 넣고 함께 볶다가 고기가 완전히 익으면 접시에 낸다.

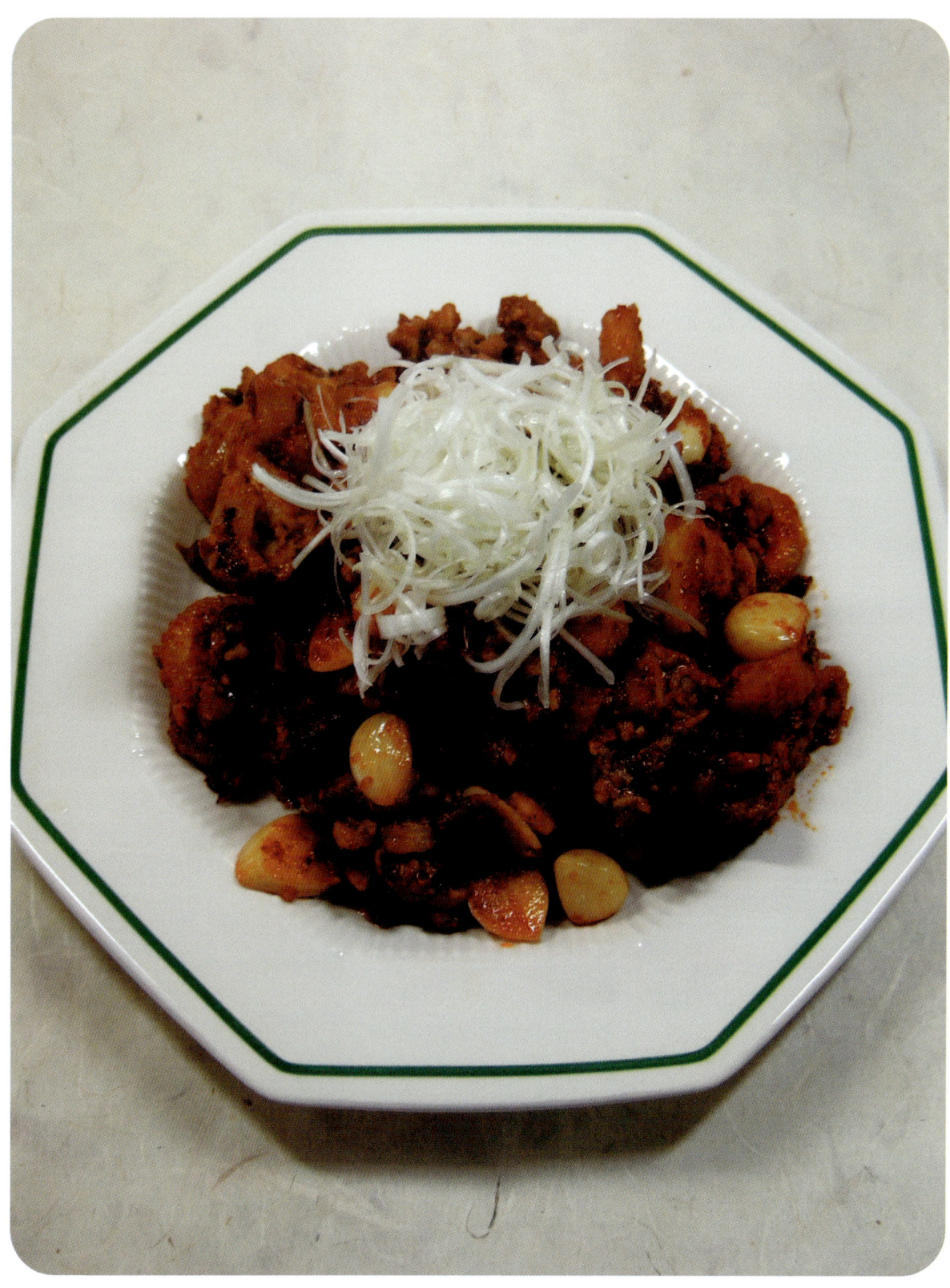

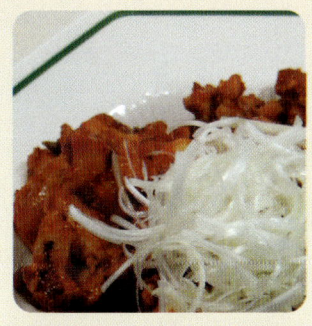
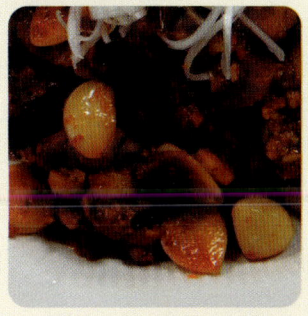
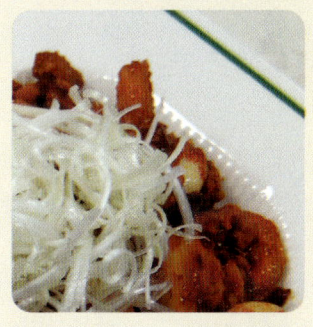
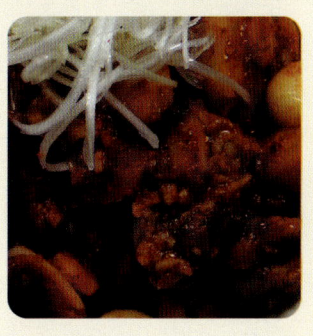

불닭마늘조림

재료
닭다리살 700g, 고구마 1개, 마늘 10쪽, 채썬 대파 약간

닭양념 간 청양고추 2큰 술, 식용유 1큰 술, 생강즙 1작은 술, 물 3큰 술

소스 다진 마늘 · 다진 생강 1/2큰 술씩, 핫소스 3큰 술, 고춧가루 · 설탕 2큰 술씩, 꿀 · 간장 · 참기름 1큰 술씩, 소금 · 후춧가루 약간씩

조리법
❶ 닭다리살은 한입크기로 자른 후, 양념을 넣고 재운다.

❷ 고구마는 껍질을 벗겨 큼직하게 썰고, 통마늘은 꼭지를 자른다.

❸ 팬에 재운 닭다리살을 살짝 볶다가 국물이 나오면 따라 버리고, 거기에 고구마, 통마늘을 넣은 후 마늘소스를 넣고 조린다.

❹ 불을 약하게 하여 마늘소스가 재료에 스며들 때까지 자작하게 조린다.

❺ 그릇에 담고 채썬 대파를 올린다.

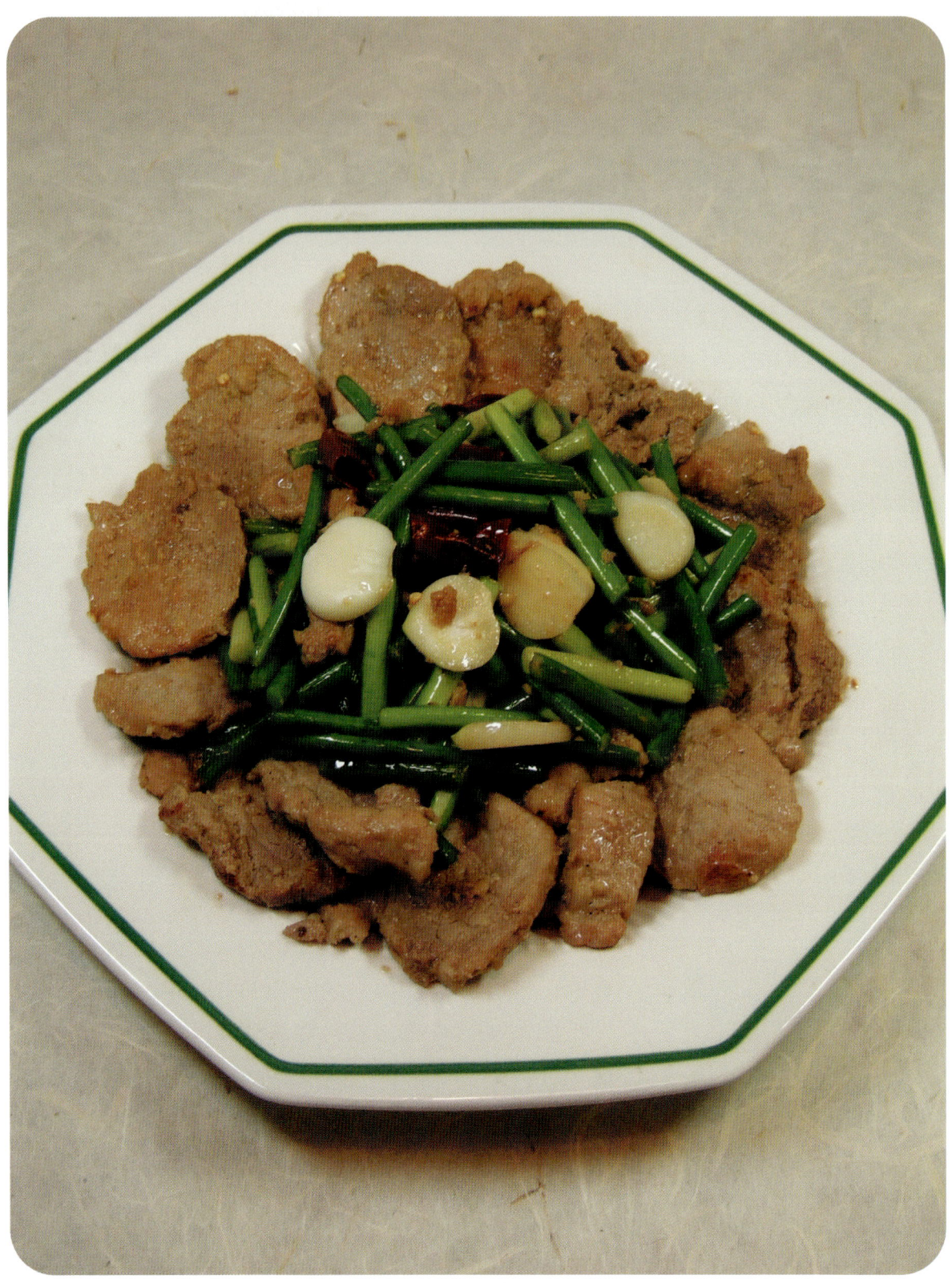

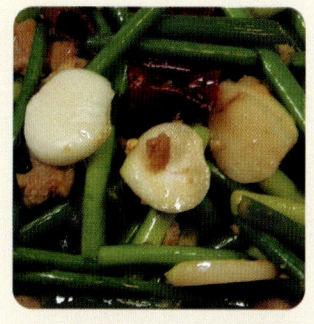

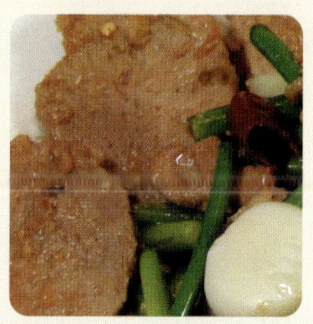

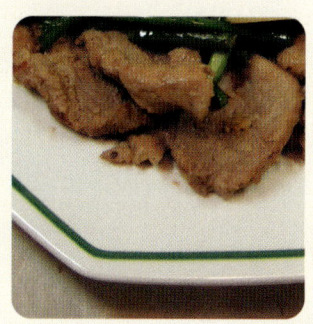

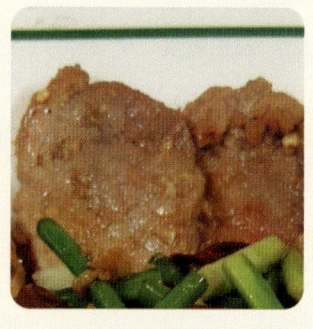

마늘쫑 돼지고기볶음

재료
돼지고기 90g, 마늘쫑 50g, 간장·청주 1작은 술씩, 소금·식초 작은 술, 식용유 약간

조리법
❶ 돼지고기는 5mm 두께로 썰어 간장 1/2작은 술과 청주 1/2작은 술로 미리 양념해 둔다.
❷ 마늘쫑은 깨끗이 씻어 4cm 길이로 썬다.
❸ 팬에 식용유를 두르고 달구어 돼지고기가 익을 때까지 볶는다.
❹ ❸에 마늘쫑을 넣어 볶다가 간장, 청주, 소금으로 간을 하고 마지막에 식초를 넣는다.

| 마늘요리 소스 ① |

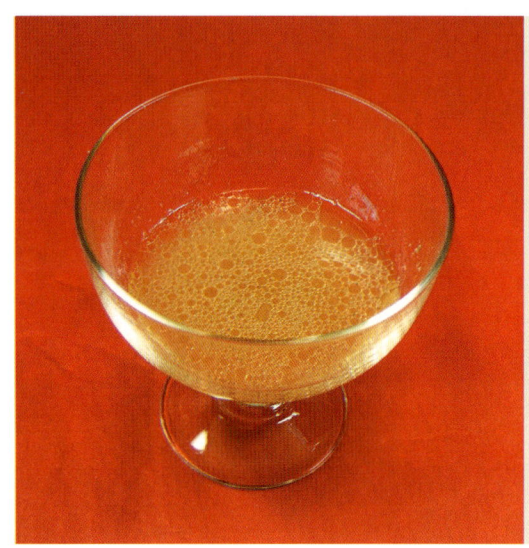

마늘+올리브오일

샐러드용
올리브 오일 4큰 술, 다진 마늘·설탕 1작은 술씩, 다진 양파 3큰 술, 마늘 발사믹 식초 2큰 술, 레몬즙 1/4개, 소금 1/2작은 술, 후춧가루 약간

마늘 + 어류

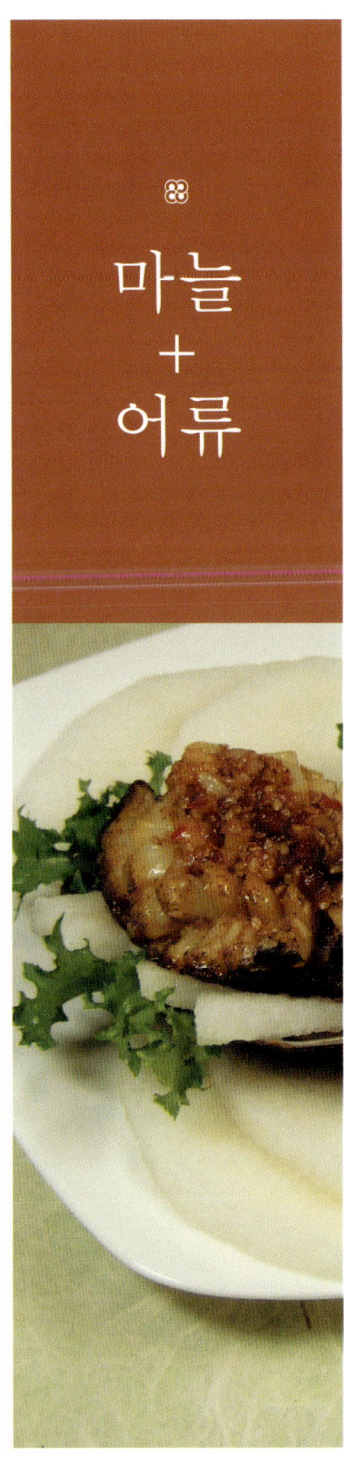

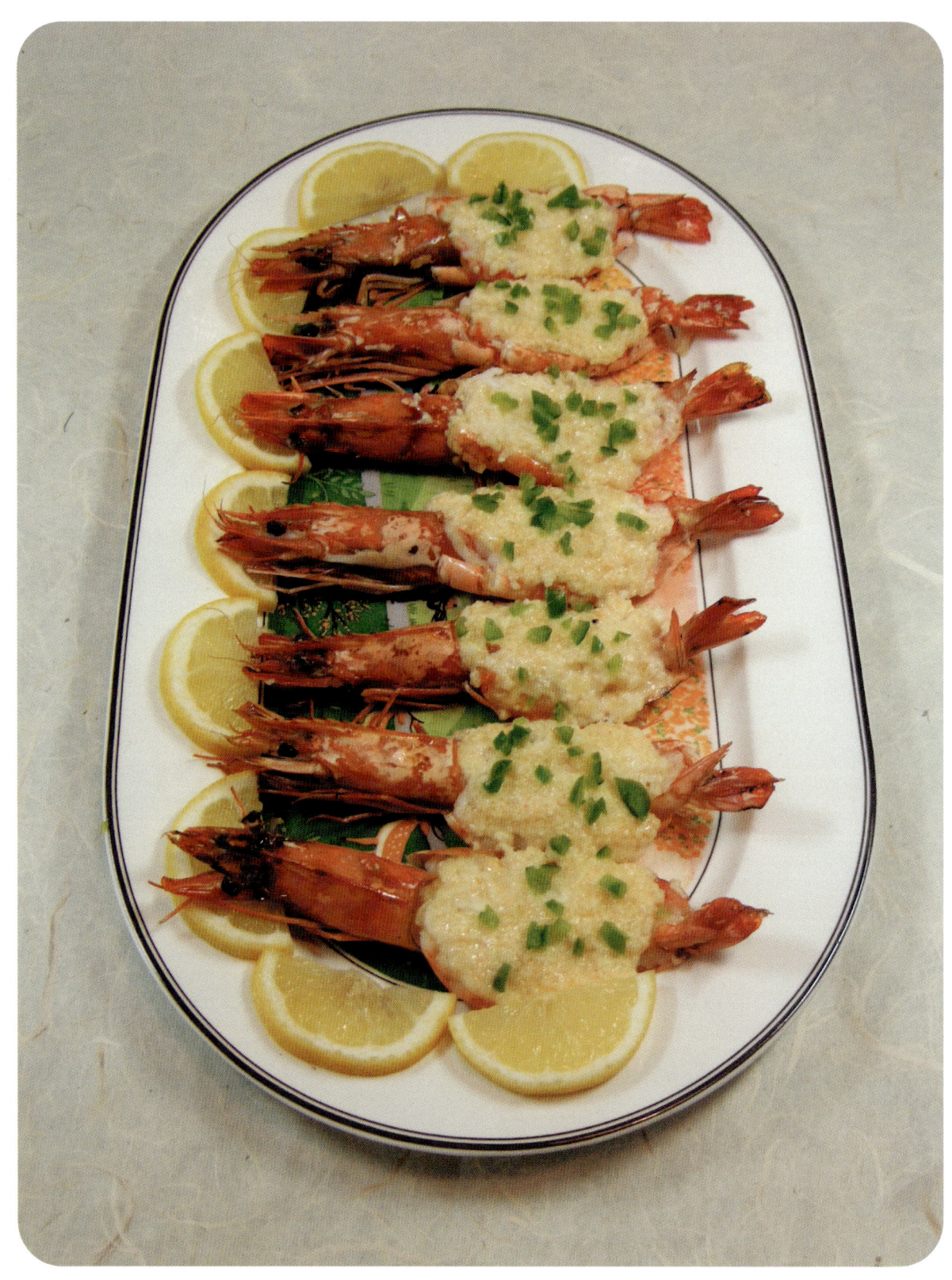

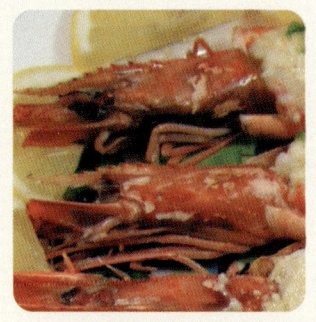
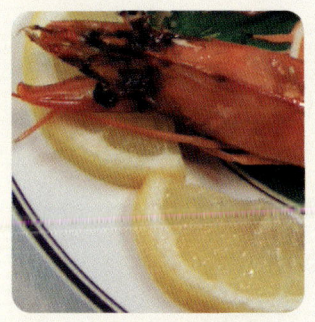
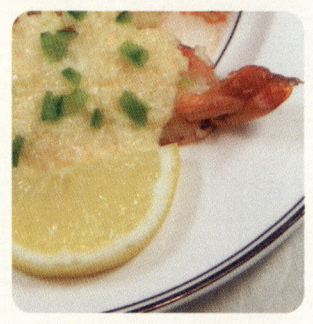
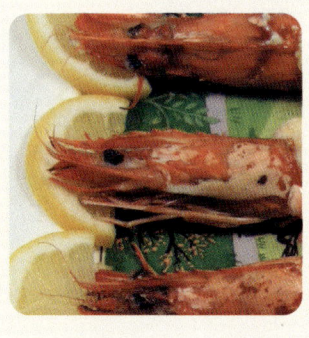

와인새우마늘구이

재료
대하 7마리, 다진 마늘 2큰 술, 화이트와인 5큰 술, 녹말가루 2큰 술, 버터 1큰 술
소스 날치알 1/2컵, 마요네즈 2큰 술, 생강즙 1작은 술, 버터·흰 후춧가루 약간씩

조리법
❶ 새우는 내장을 없애고 등쪽을 가위로 자른 후 칼을 깊게 넣어 반을 가른다.

❷ 다진 마늘과 화이트와인을 섞어 새우에 뿌린 다음 녹말가루를 뿌린다.

❸ 새우 머리와 꼬리 부분에 녹인 버터를 고루 펴 바른다.

❹ 볼에 소스 재료를 넣고 고루 섞어 새우 몸통에 소복하게 올린다.

❺ 200℃로 예열한 오븐에 새우를 넣고 8분간 굽는다.

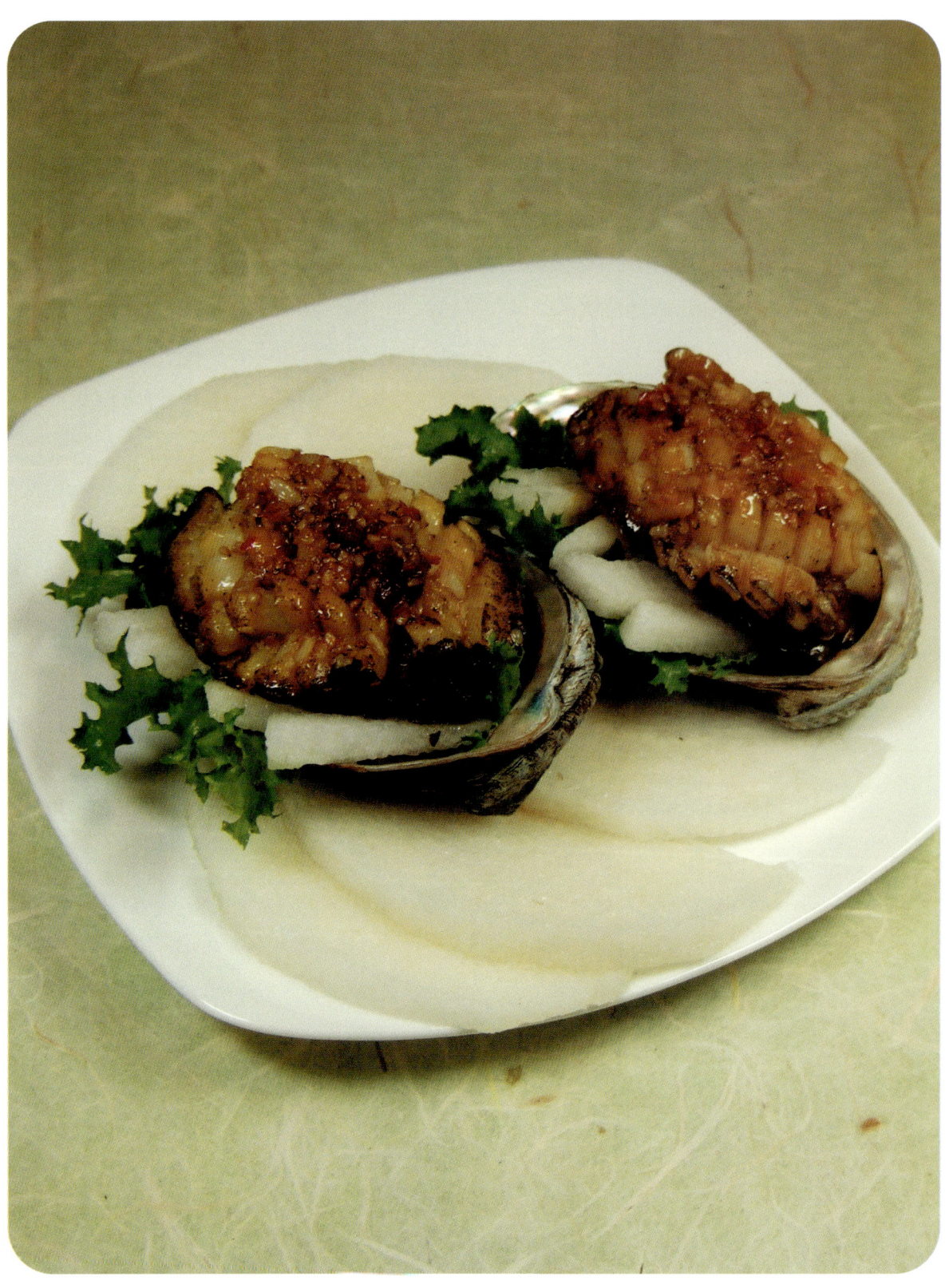

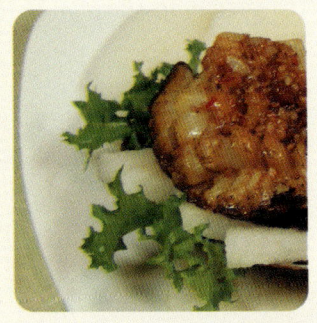
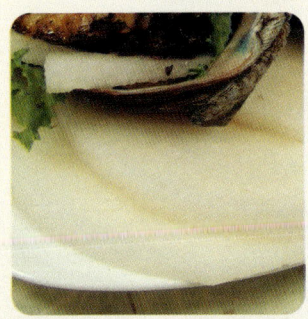
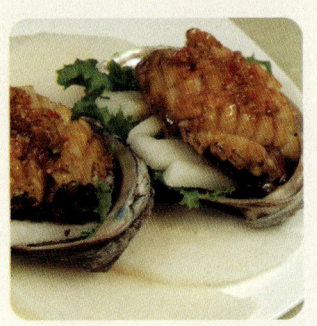
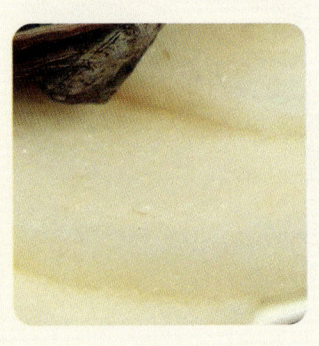

마늘 전복냉채

재료
전복 2개, 청주 2큰 술, 슬라이스 레몬 1개, 두반장 2큰 술, 물 1큰 술, 배 1/2개, 치커리 약간

소스 마늘 7~8쪽, 깨소금·참기름 1큰 술씩, 버터 2큰술, 소금·후춧가루 약간씩

조리법
❶ 마늘은 칼등으로 눌러 큼직하게 으깬다.

❷ 전복은 껍질에서 살을 떼어낸 후 끓는 물에 청주, 레몬, 통후추를 넣고 살짝 데친다.

❸ 팬에 으깬 마늘, 깨소금, 참기름, 버터, 소금, 후춧가루를 넣고 볶다가 반은 다른 접시에 옮겨 담고 남은 양념에 전복을 볶는다.

❹ 접시에 옮겨 담은 양념에 두반장과 물을 넣어 두반장소스를 만든다.

❺ 배는 채썰고, 치커리는 찬물에 담갔다가 물기를 뺀다.

❻ 전복 껍질에 배와 치커리를 담고 볶은 전복을 식혀서 올린다. 이 때 두반장소스를 함께 낸다.

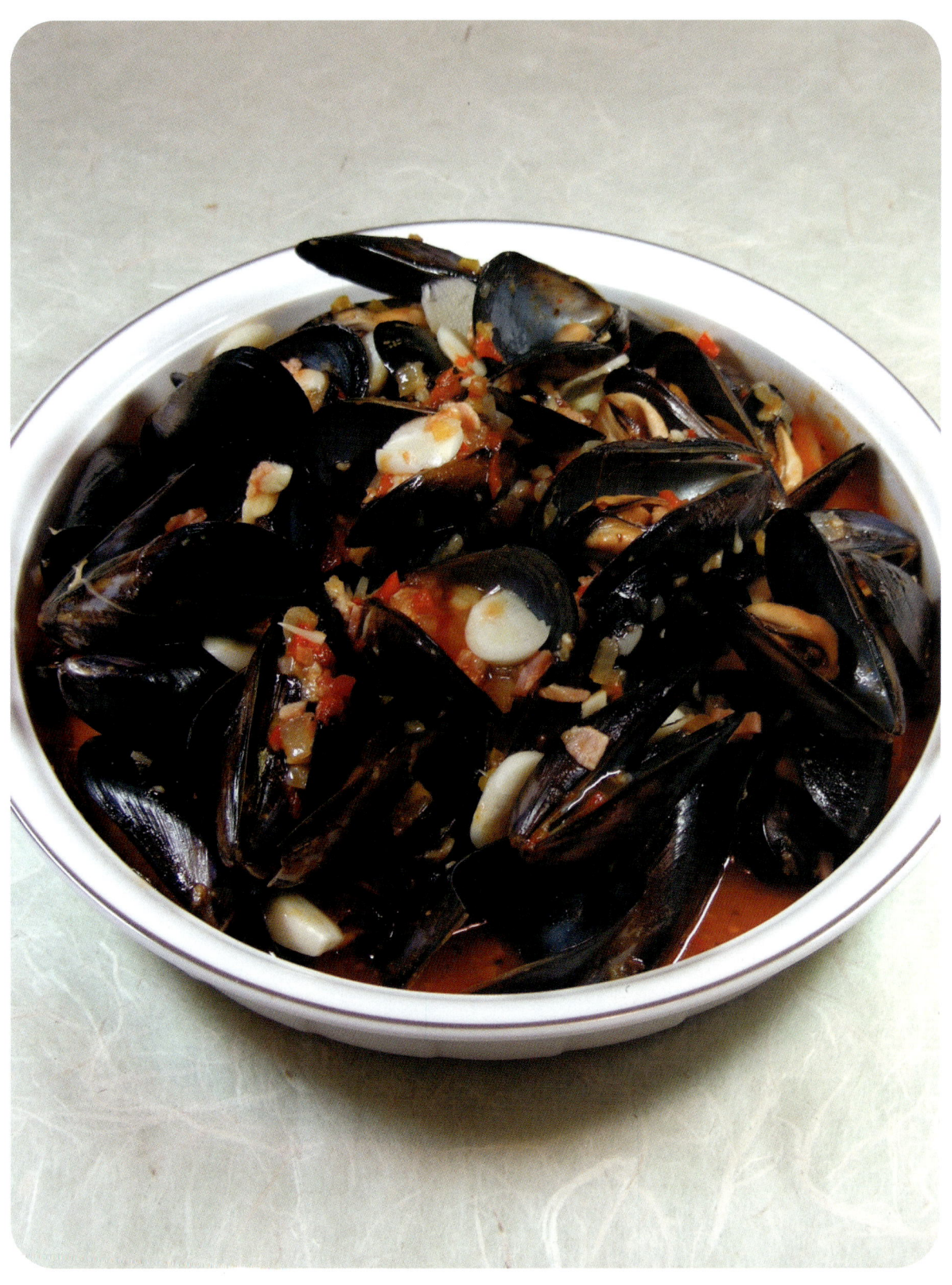

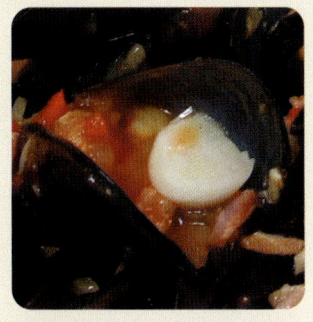
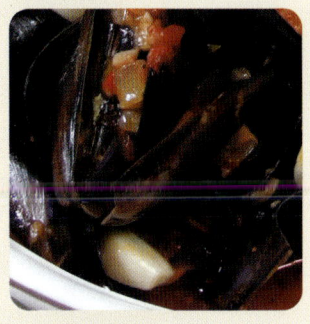
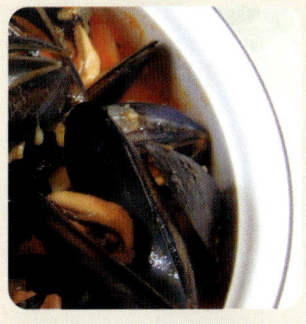
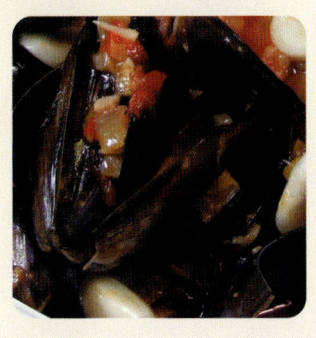

마늘소스 홍합찜

재료
노란 파프리카 · 붉은 파프리카 각 1개씩, 오이 · 양파 중간 크기 · 배 중간 크기 1개씩, 닭 가슴살 1팩, 잣 1작은 술

소스 배 1개, 간장 3큰 술, 식초 3큰 술, 설탕 · 꿀 · 다진 마늘 2큰 술씩, 소금 1작은 술, 후추 1/2작은 술

조리법
❶ 닭 가슴살을 한입 크기로 잘라 뜨거운 물에 양파와 함께 익힌다.
❷ 파프리카를 깨끗이 씻은 후 보기 좋게 자른다.
❸ 오이의 껍질을 벗겨 낸 후, 어슷하게 썬다.
❹ 배의 껍질을 벗겨낸 후 믹서에 간다.
❺ 간장, 식초, 설탕, 꿀, 다진 마늘, 소금, 후추를 배와 함께 섞는다.
❻ 접시에 닭 가슴살, 양파를 놓고 파프리카와 오이로 장식을 한 후, 배와 마늘로 만든 소스를 드레싱 한다.
❼ 위에 잣을 갈아 고명을 얹는다.

4장 | 맛과 영양을 한 번에 사로잡는 마늘요리

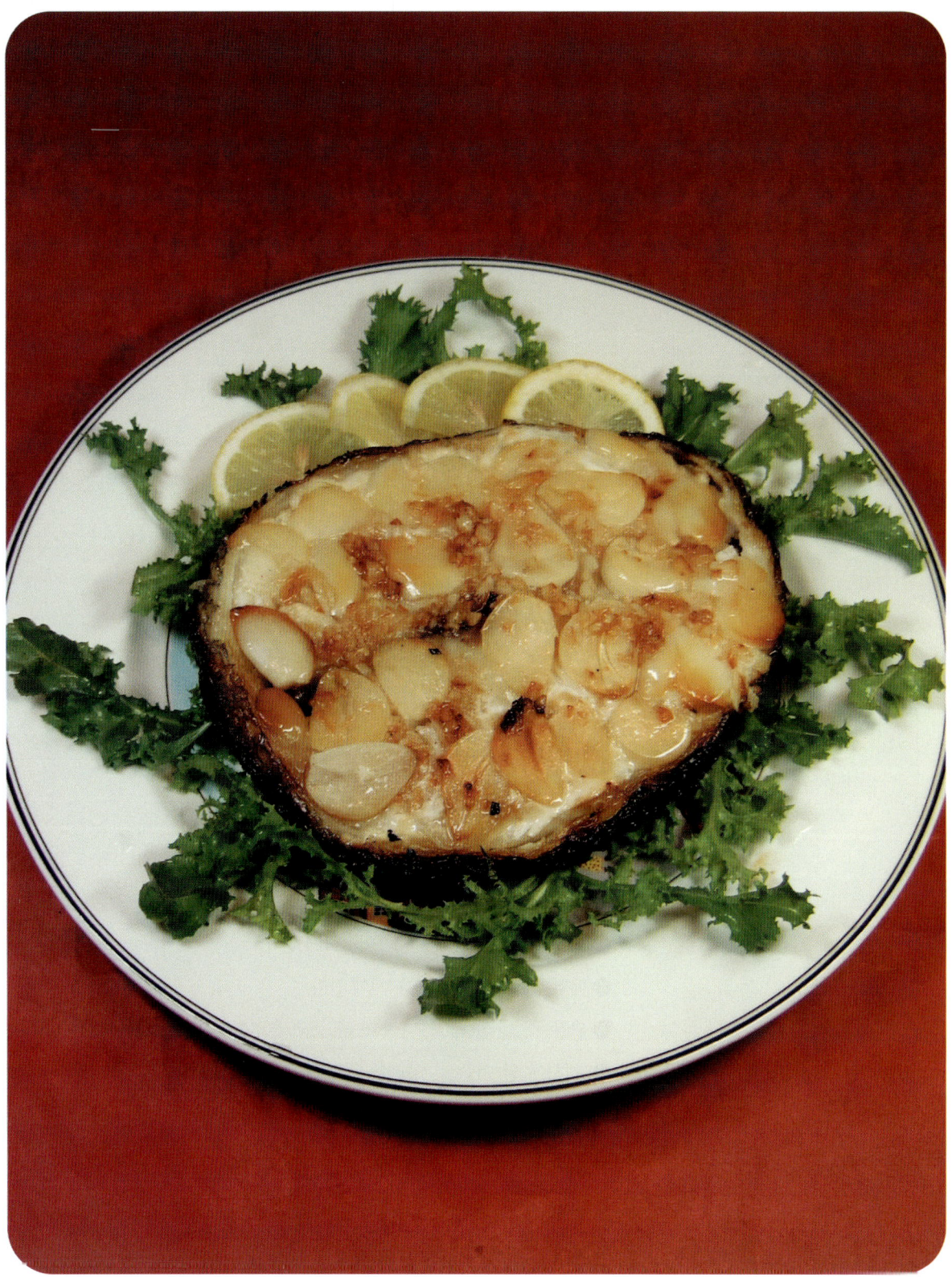

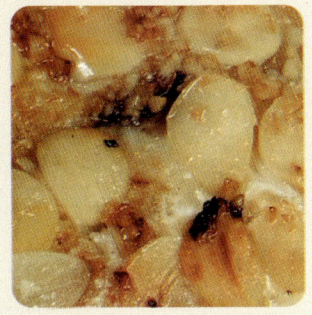
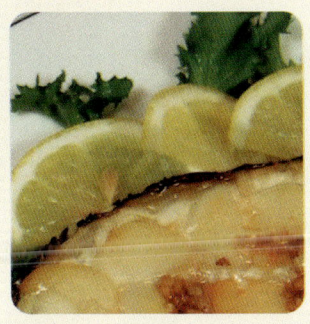
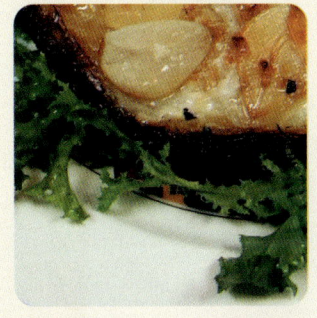
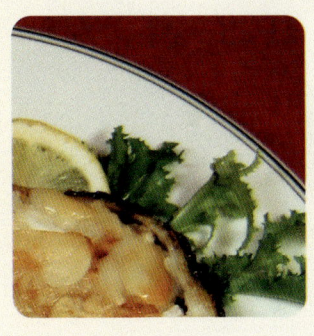

마늘 메로구이

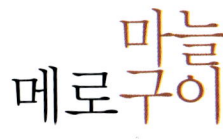

재료
흰 살생선(메로) 300g, 마늘 8~9쪽, 참기름 · 소금 · 후춧가루 · 녹말가루 약간씩
소스 다진 마늘 · 포도씨 오일 2큰 술씩, 간장 1큰 술, 화이트와인 · 생강즙 · 양파즙 1작은 술씩, 소금 · 설탕 · 후춧가루 약간씩

조리법
❶ 생선은 손질해 1cm 두께로 썰어 참기름, 소금, 후춧가루를 뿌려 2시간 동안 재운다.
❷ 마늘은 얇게 저며 썬다.
❸ 생선 위에 녹말가루를 뿌리고 그 위에 저민 마늘을 얹은 후 다시 녹말가루를 뿌린다.
❹ 분량의 소스 재료를 섞어서 생선 위에 뿌린다.
❺ 200℃로 예열한 오븐에 생선을 넣고 10분간 굽는다.

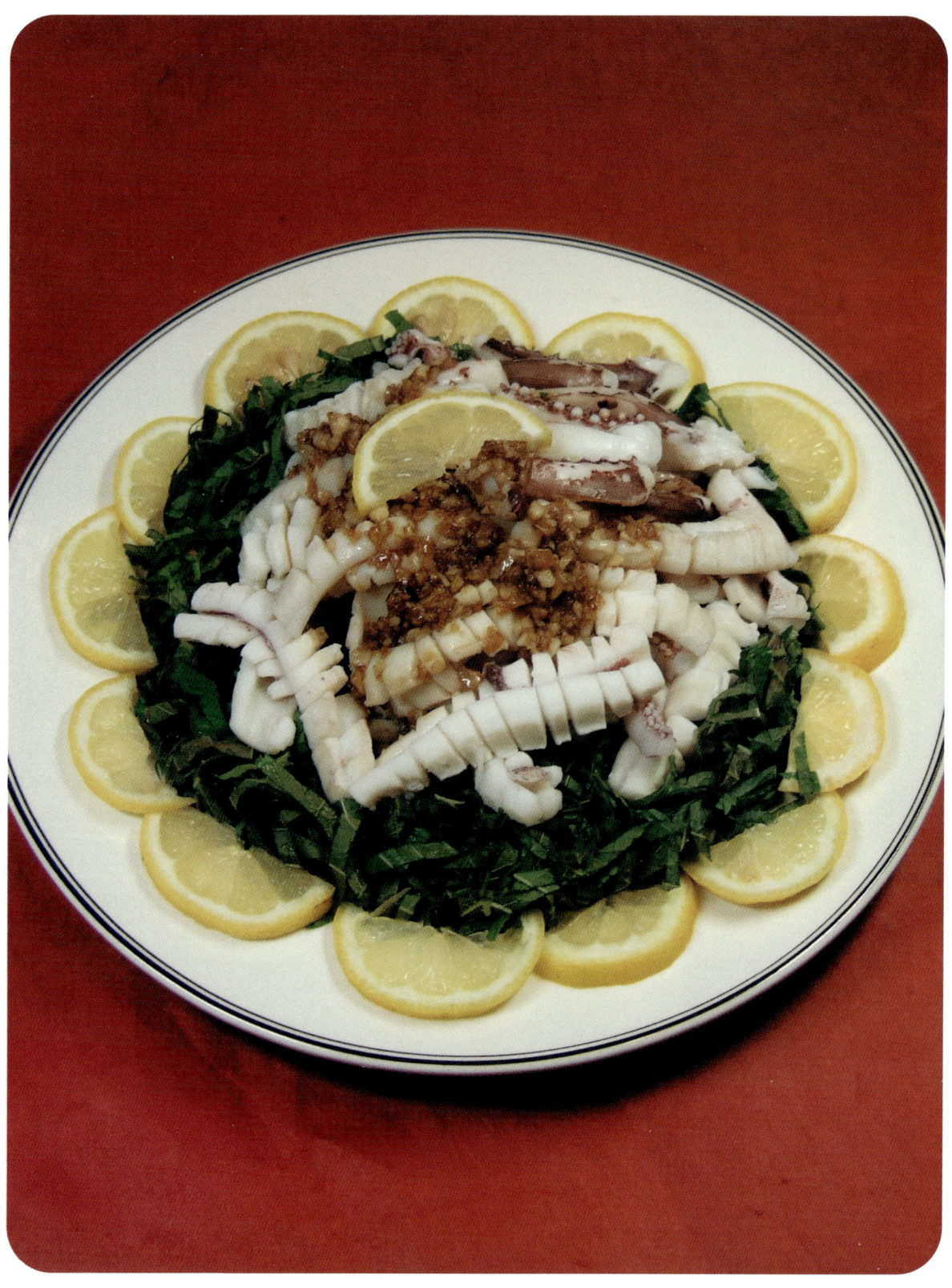

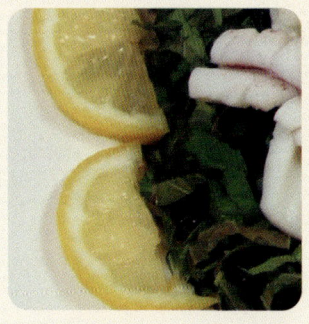
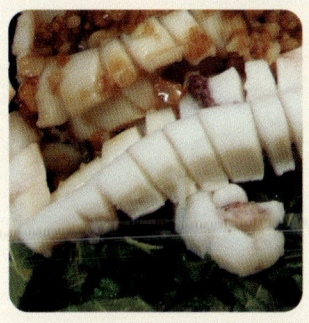
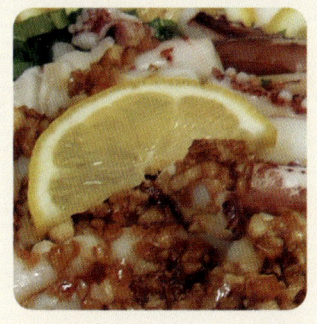

마늘소스 오징어

재료
오징어 1마리, 깻잎 3장, 소금 약간
소스 다진 마늘·식초 1큰 술, 간장 1/2작은 술, 설탕 2작은 술, 소금 1작은 술

조리법

❶ 오징어는 내장을 빼고 껍질을 벗겨서 안쪽에 칼집을 넣어 가로 2cm, 세로 5cm로 썬다.

❷ 다리는 5cm 길이로 썬다.

❸ 깻잎은 얇게 채썰어 찬물에 담갔다가 물기를 뺀다.

❹ 마늘, 간장, 설탕, 식초, 소금으로 소스를 만든다.

❺ 오징어는 소금을 넣은 끓는 물에 살짝 데쳐서 물기를 뺀다.

❻ 그릇에 오징어와 깻잎을 담고 마늘소스를 끼얹는다.

| 마늘요리 소스 ② |

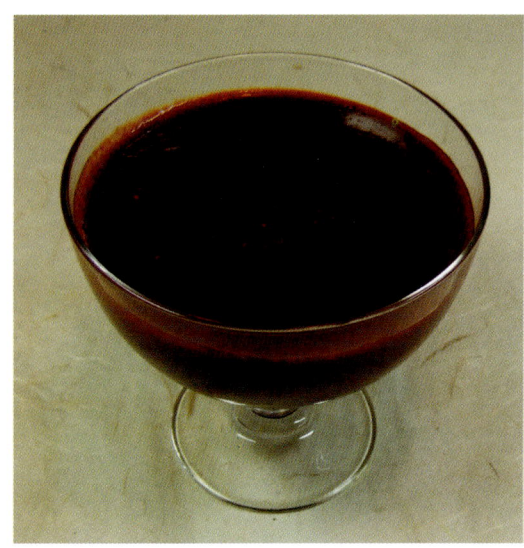

마늘+고추장

돼지고기용

다진 마늘 2큰 술, 고추장 1컵, 꿀 4큰 술, 고춧가루·간장 3큰 술씩, 생강즙 1큰 술, 소금 약간

마늘
+
채소류

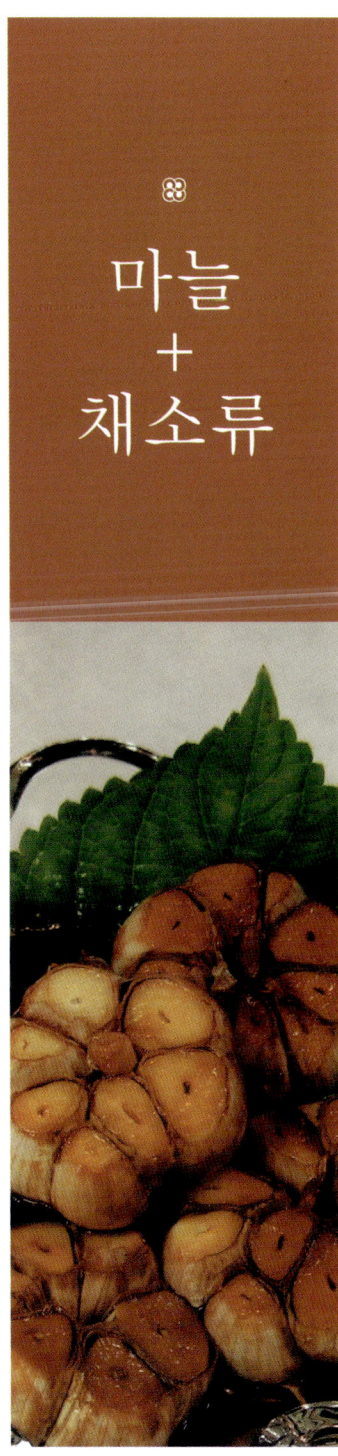

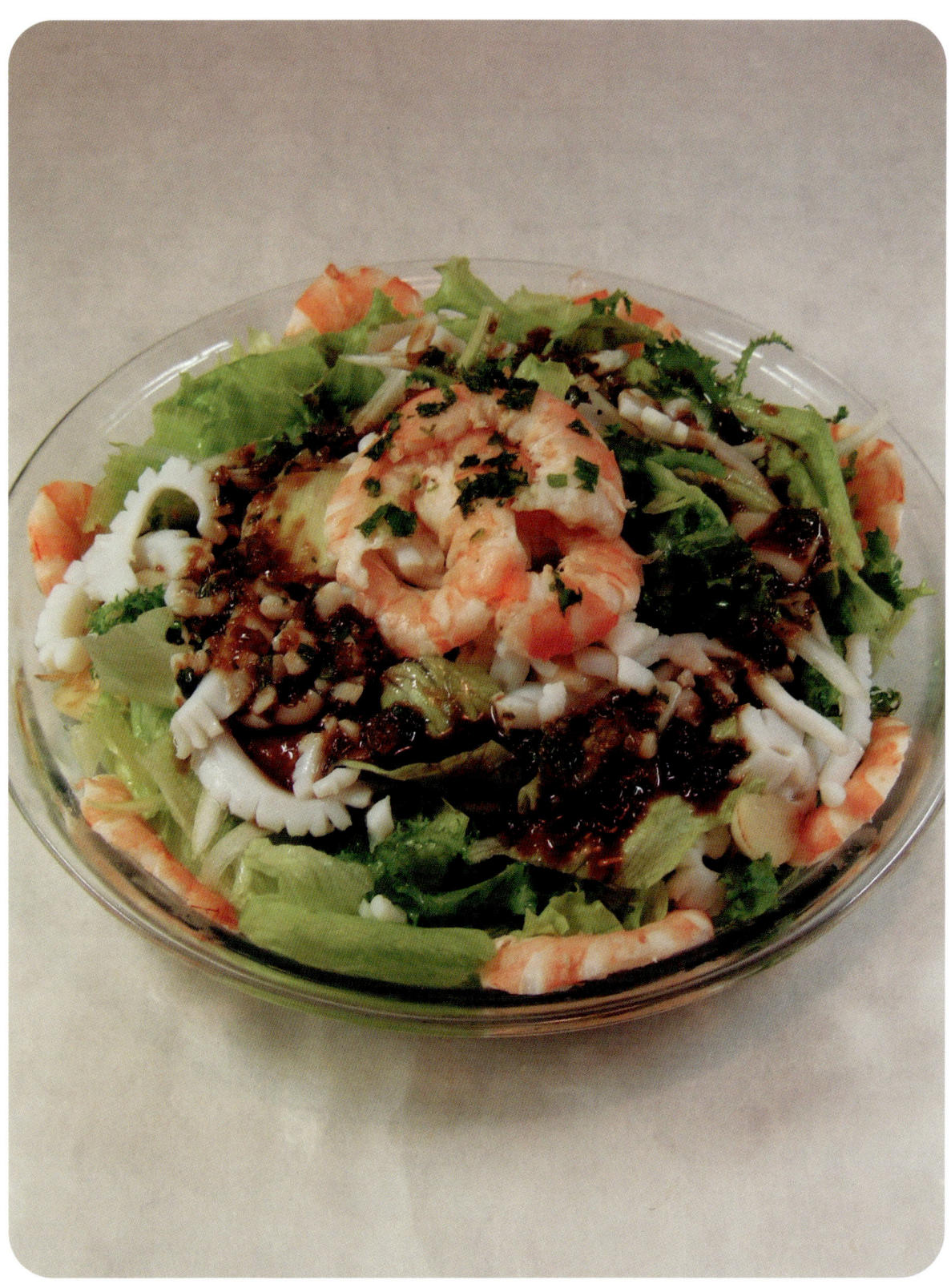

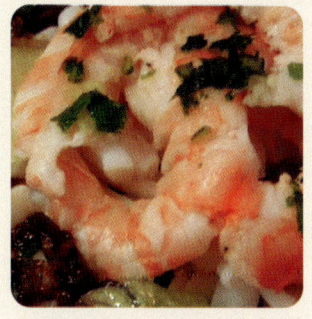
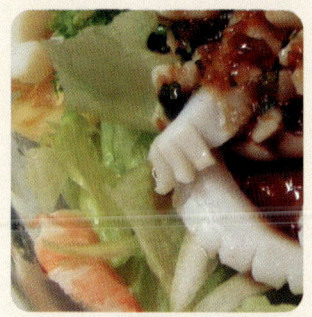

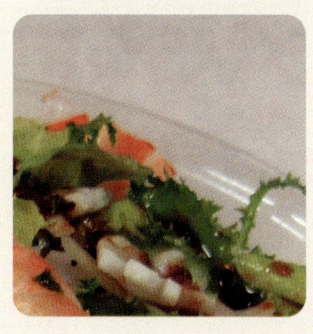

마늘소스 해물샐러드

재료

마늘 10쪽, 갑오징어 1마리, 새우중하 8마리, 양상추 80g, 치커리 50g, 양파 1/4개
드레싱 다진 마늘 1큰 술, 바질 2장, 올리브유 4큰 술, 발사믹 식초 2큰 술, 설탕 1큰 술, 소금 약간

조리법

❶ 마늘은 얇게 저며 팬에 노릇하게 굽는다.

❷ 갑오징어는 끓는 물에 데쳐 채썬다.

❸ 새우는 끓는 물에 데쳐 저민다.

❹ 양파는 채썬다.

❺ 양상추, 치커리는 깨끗이 씻은 후, 한 입 크기로 찢는다.

❻ 바질은 곱게 다져 드레싱재료에 넣고 잘 섞는다.

❼ 해물과 채소를 잘 섞어 드레싱을 끼얹는다.

4장 | 맛과 영양을 한 번에 사로잡는 마늘요리

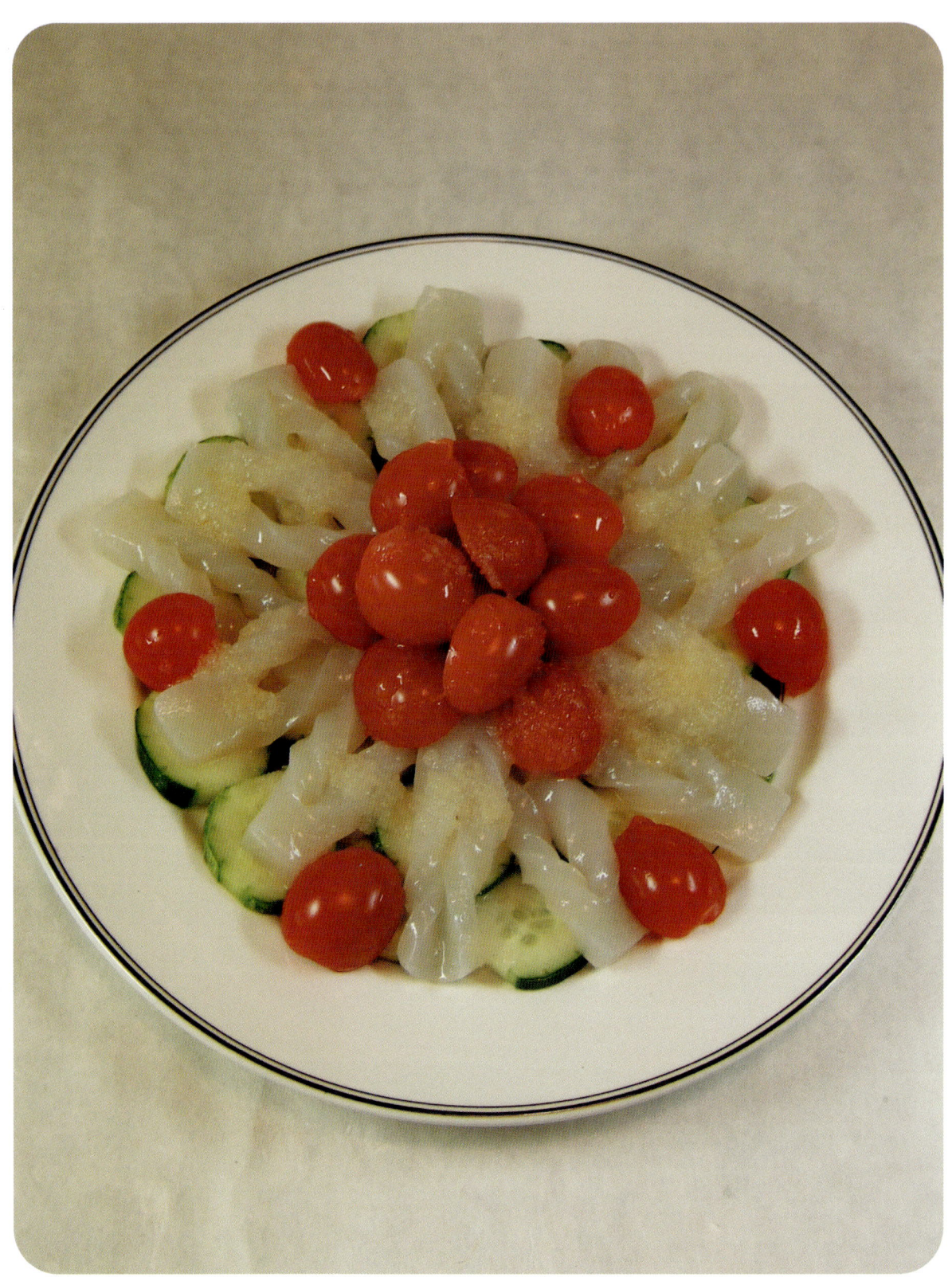

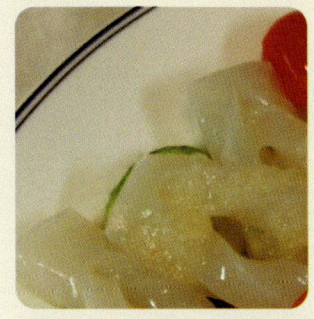

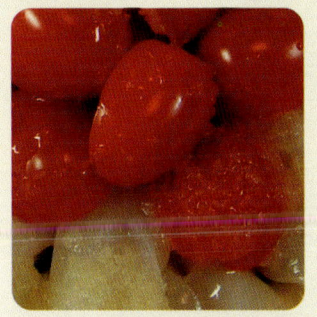

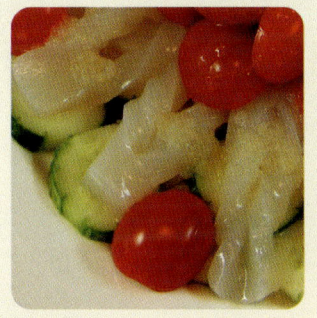

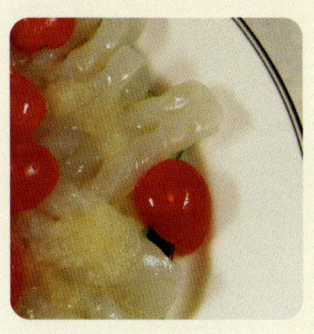

마늘소스 곤약샐러드

재료
곤약 100g, 오이 1/2개, 방울토마토 10개, 검은깨 약간
소스 다진 마늘 1작은 술, 식초·설탕 1큰 술씩, 소금·참기름 약간씩

조리법
❶ 곤약을 먹기 좋게 썬다.

❷ 오이는 얇게 썰고, 방울토마토는 반으로 자른다.

❸ 마늘을 다진 후, 식초, 설탕, 소금, 참기름을 넣어 소스를 만든다.

❹ 곤약과 오이, 방울토마토를 보기 좋게 담은 후 위에 소스를 얹는다.

❺ 검은깨를 고명으로 뿌려도 좋다.

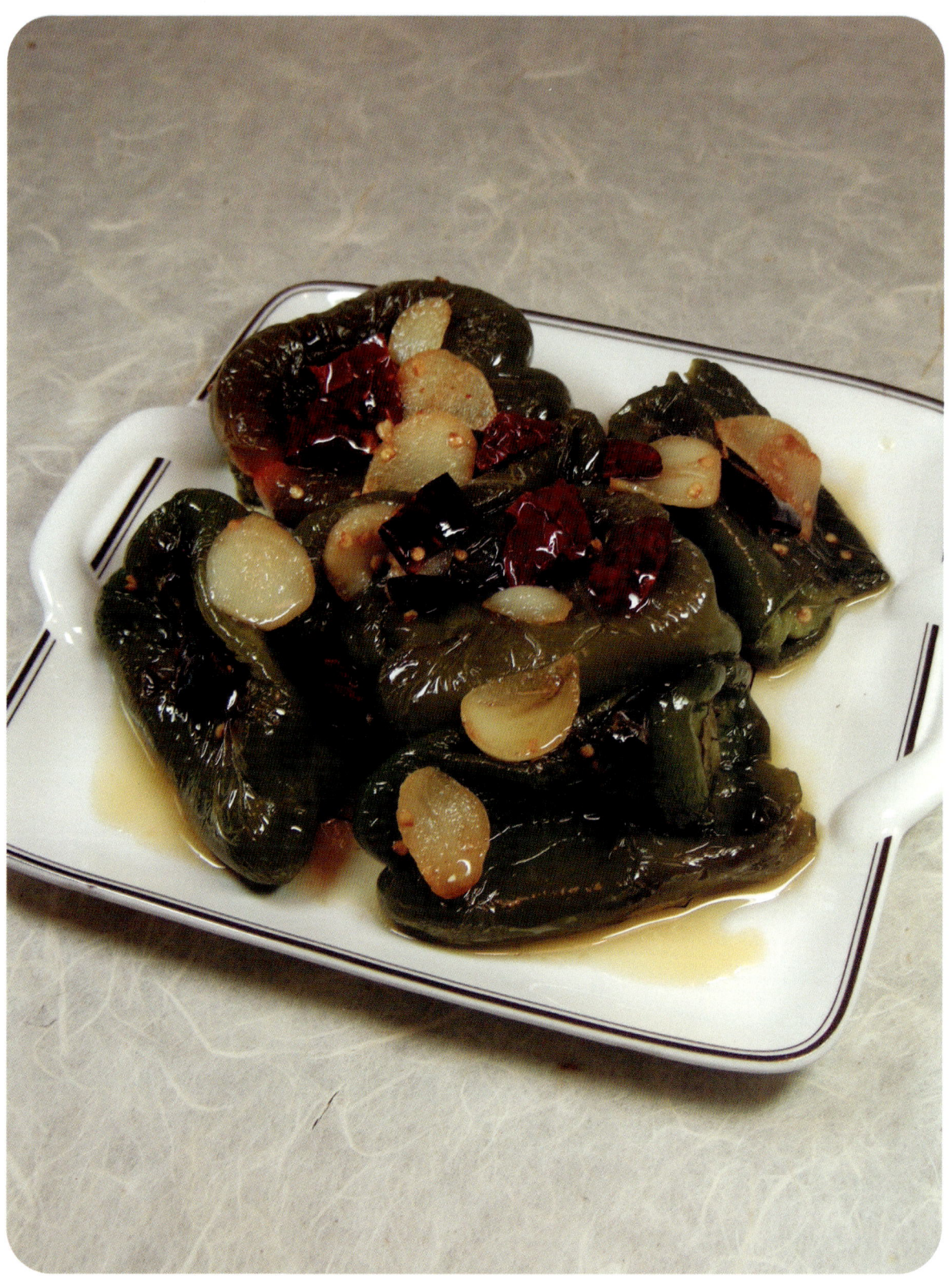

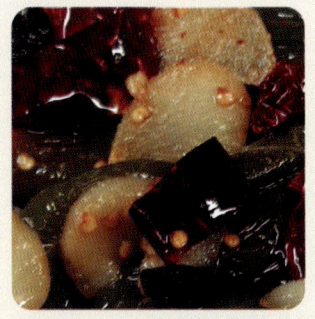

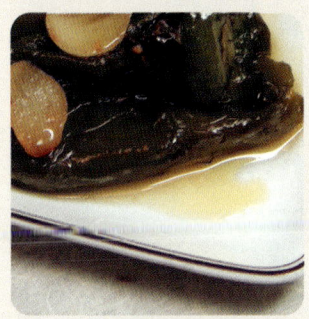

마늘소스 피망튀김

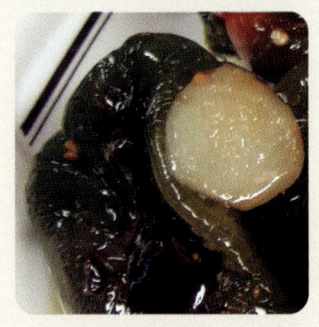

재료
피망 6개, 다진 마늘 5쪽, 붉은 고추 3개, 올리브오일 6큰 술, 소금·후춧가루 약간씩, 식용유(튀김용) 적당량

조리법
❶ 냄비에 올리브오일을 넣고 마늘과 붉은 고추를 넣어 약한 불에 볶는다.

❷ ❶에 색과 향이 날 때까지 천천히 볶다가 소금과 후춧가루를 넣는다.

❸ 피망을 170℃의 튀김기름에 넣고 3~4분간 천천히 튀겨낸다.

❹ 튀긴 피망을 준비한 소스 냄비에 넣고 맛이 배도록 잘 뒤적인 다음 그릇에 담는다.

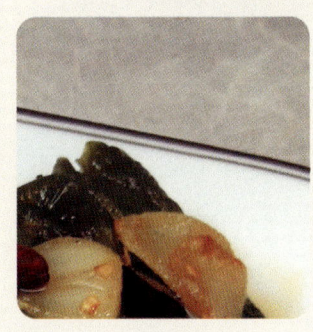

4장 | 맛과 영양을 한 번에 사로잡는 마늘요리

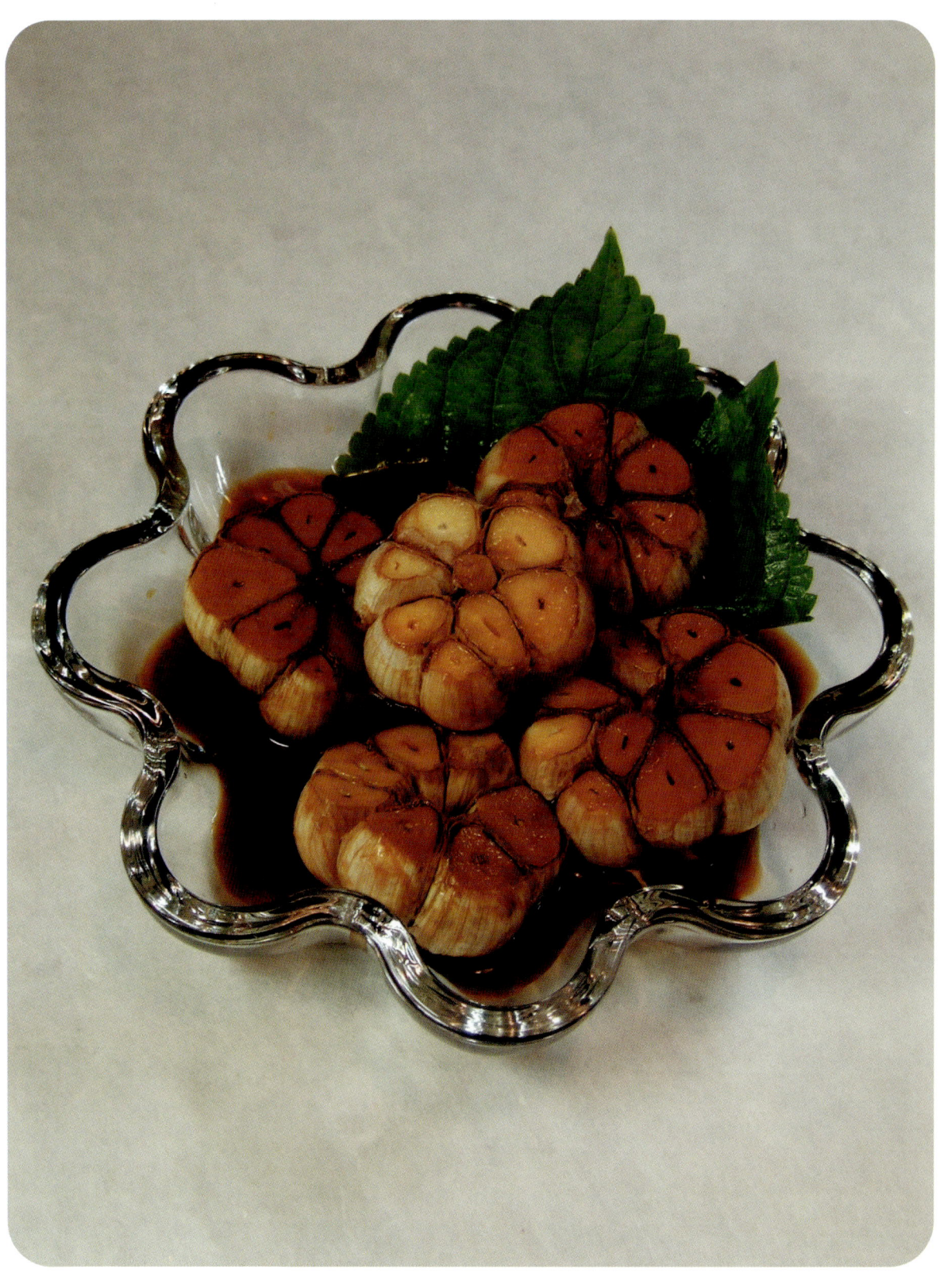

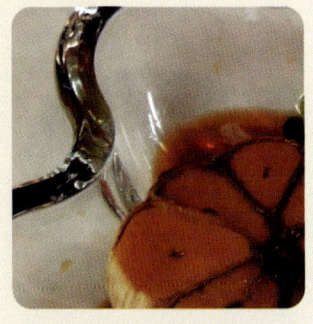
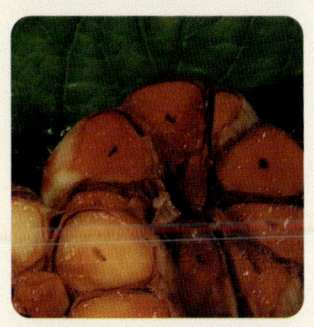
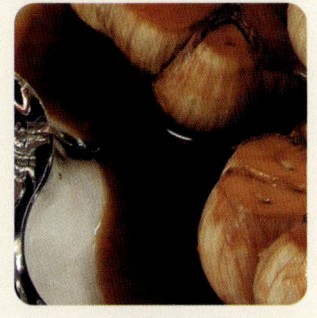
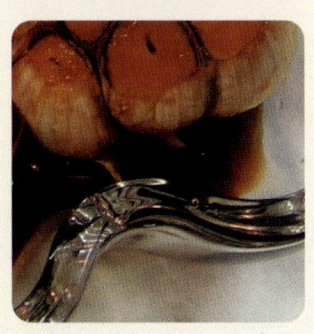

통마늘 장아찌

재료
통마늘 50통, 식초 7컵, 물 4컵, 진간장 4컵, 설탕 4컵, 소금 1/2컵

조리법
❶ 마늘은 굵지 않으면서 연한 것으로 골라, 대는 자르고 겉껍질만 벗긴 후 깨끗이 씻어 소쿠리에 건져 물기를 빼내고 준비해 둔다.

❷ 밀폐된 용기에 통마늘을 넣고 식초를 부어 6~7일간 삭힌다.

❸ 물, 진간장, 설탕, 소금 1/2컵을 넣고 섞어 한번 끓여준 뒤 식혀 놓는다.

❹ ❸과 삭혀놓은 식초물 중 4컵만을 섞어 다시 병에 부어준 뒤 저장해 놓는다.(마늘의 색을 그대로 살린 장아찌를 만들고 싶다면 간장을 빼고 소금을 더 넣어 간을 하면 된다.)

| 마늘요리 소스 ③ |

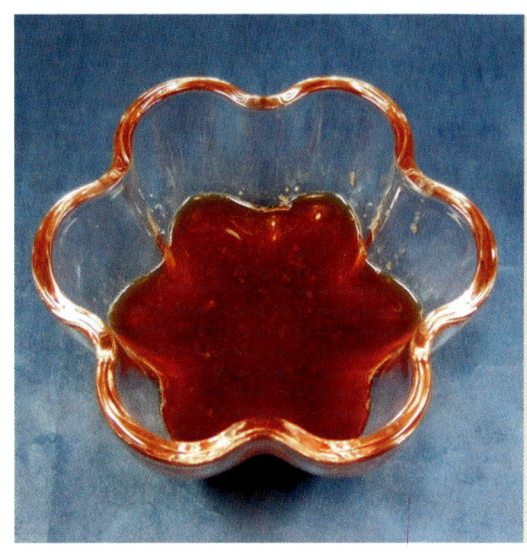

마늘+간장

닭고기용

간장 3큰 술, 다진 마늘 1큰 술, 매운 고추씨 2큰 술, 식초·물엿 2큰 술씩

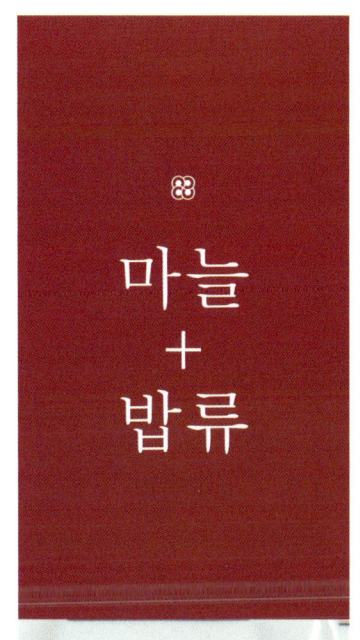

마늘 + 밥류

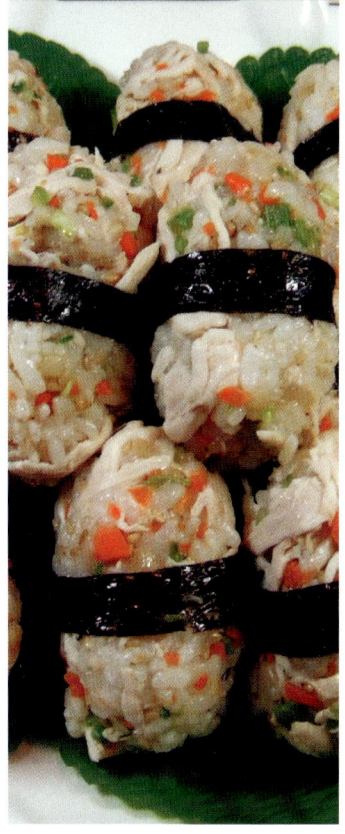

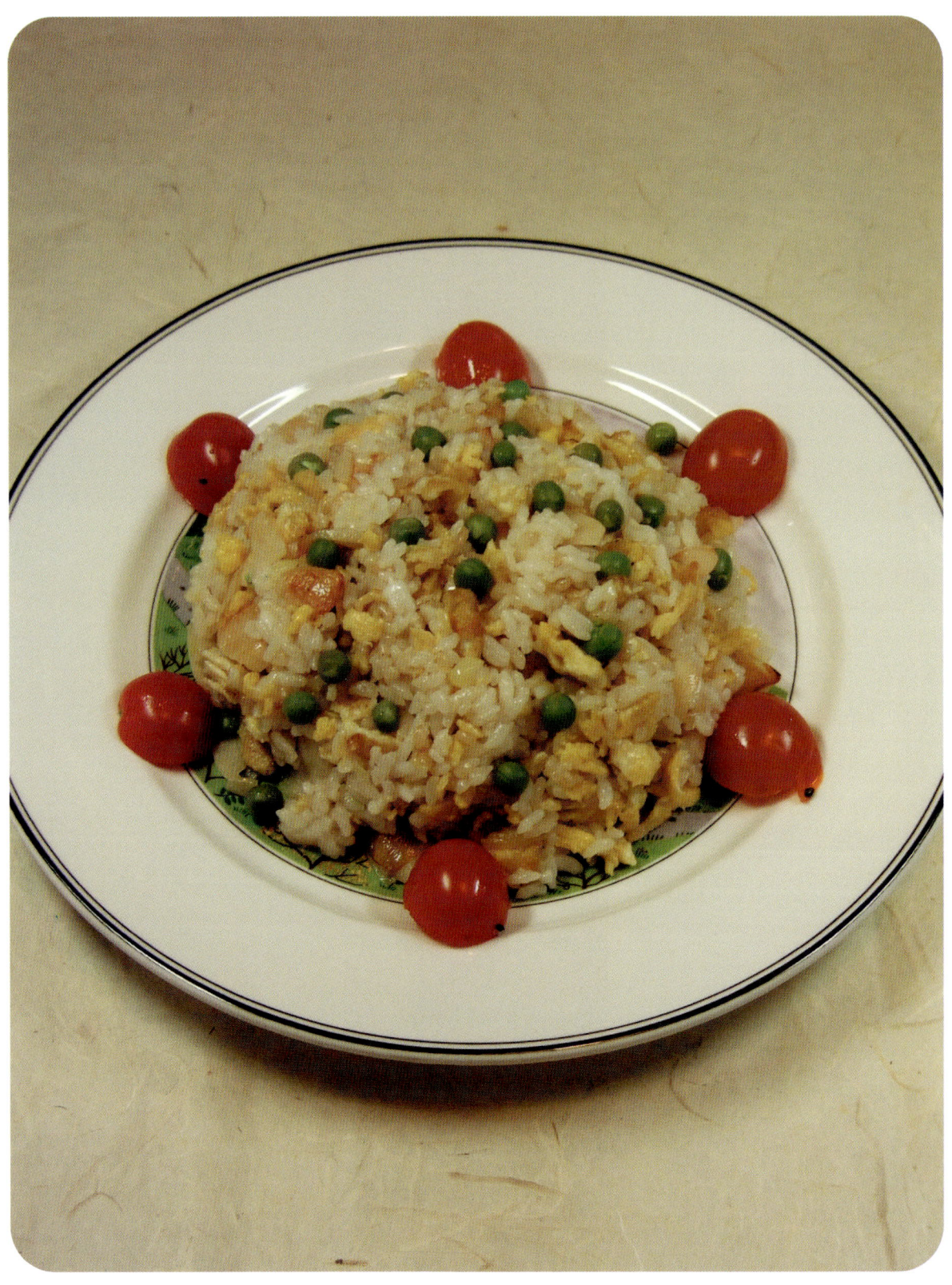

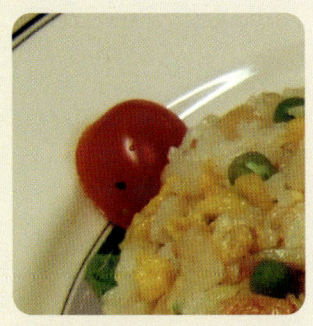
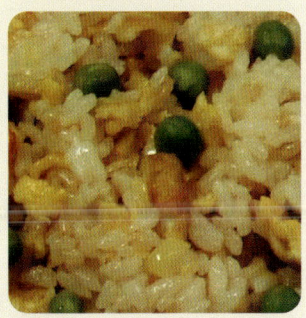
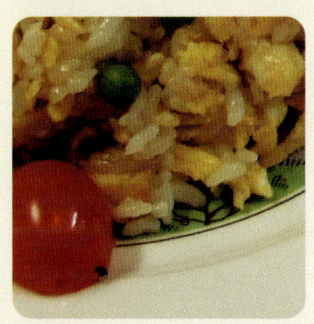
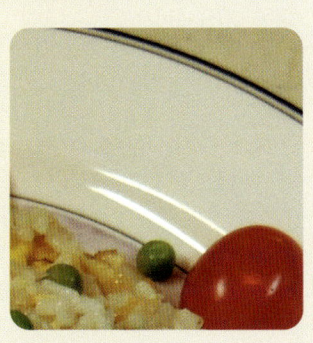

마늘 볶음밥

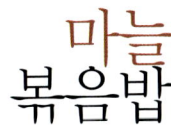

재료
공기밥 1공기, 마늘 5개, 대파 15g, 완두콩 20g, 달걀 2개, 식용유 적당량, 소금·참기름 약간씩

조리법
❶ 마늘은 껍질을 제거하여 편으로 썰고, 대파는 잘게 썬다.
❷ 계란은 깨서 잘 푼다.
❸ 팬에 기름을 넣고 마늘을 노랗게 되도록 튀겨 놓는다.
❹ 다시 팬을 달군 후 식용유 2스푼을 넣고 계란을 먼저 볶는다.
❺ 계란이 완전히 볶아지면 다시 밥과 대파, 완두콩, 튀긴 마늘을 넣고 볶는다.
❻ 소금으로 간을 하고 약 3분 정도 볶으면 밥이 노랗게 볶아진다. 이때 오래 볶을수록 밥이 고소해 진다.
❼ 마지막으로 참기름을 약간 두르고 그릇에 담는다.

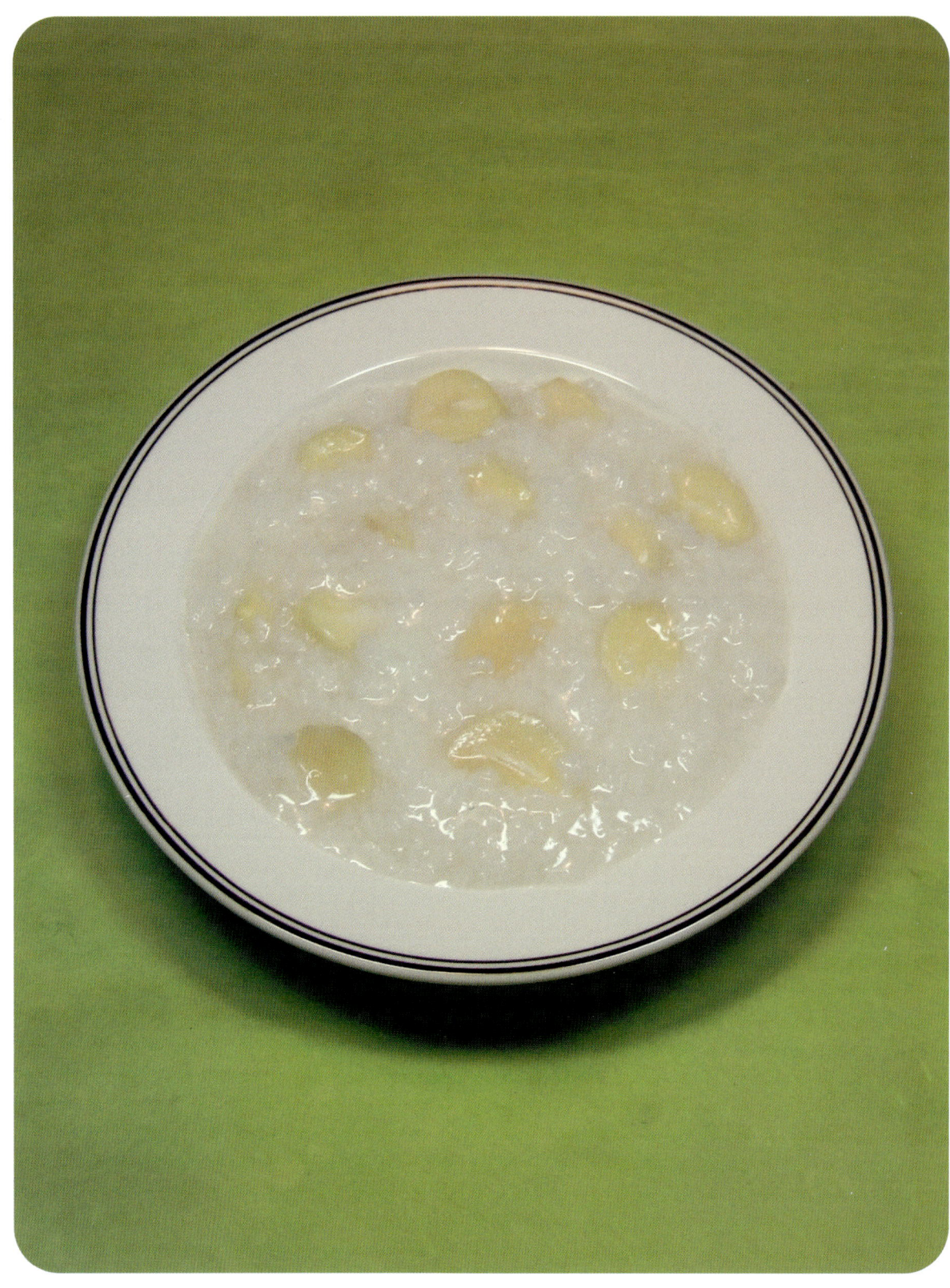

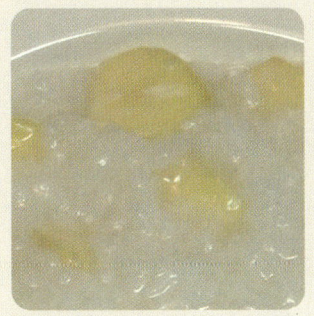
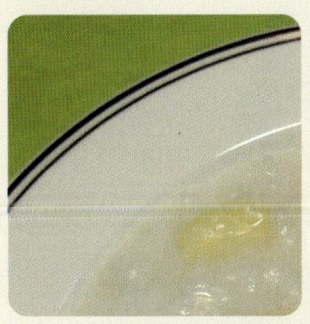
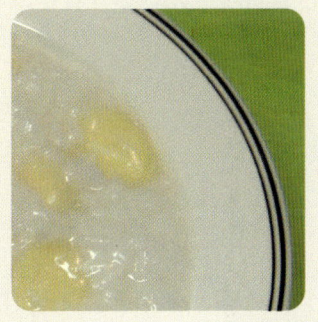
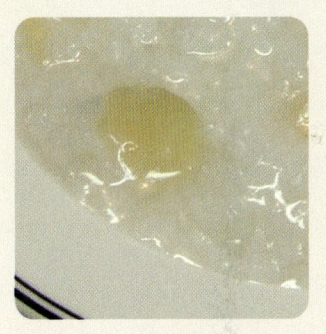

마늘죽

재료

마늘 40g, 쌀 150g, 다시마 10g

조리법

① 껍질을 손질한 마늘을 물에 1분 정도 담갔다가 꺼낸다.

② 쌀은 불려서 갈아둔다.

③ 쌀에 다시마 국물을 넣고 함께 끓이다가 거의 다 익으면 통째 마늘을 넣는다.

④ 싱거우면 간장과 함께 먹는다.

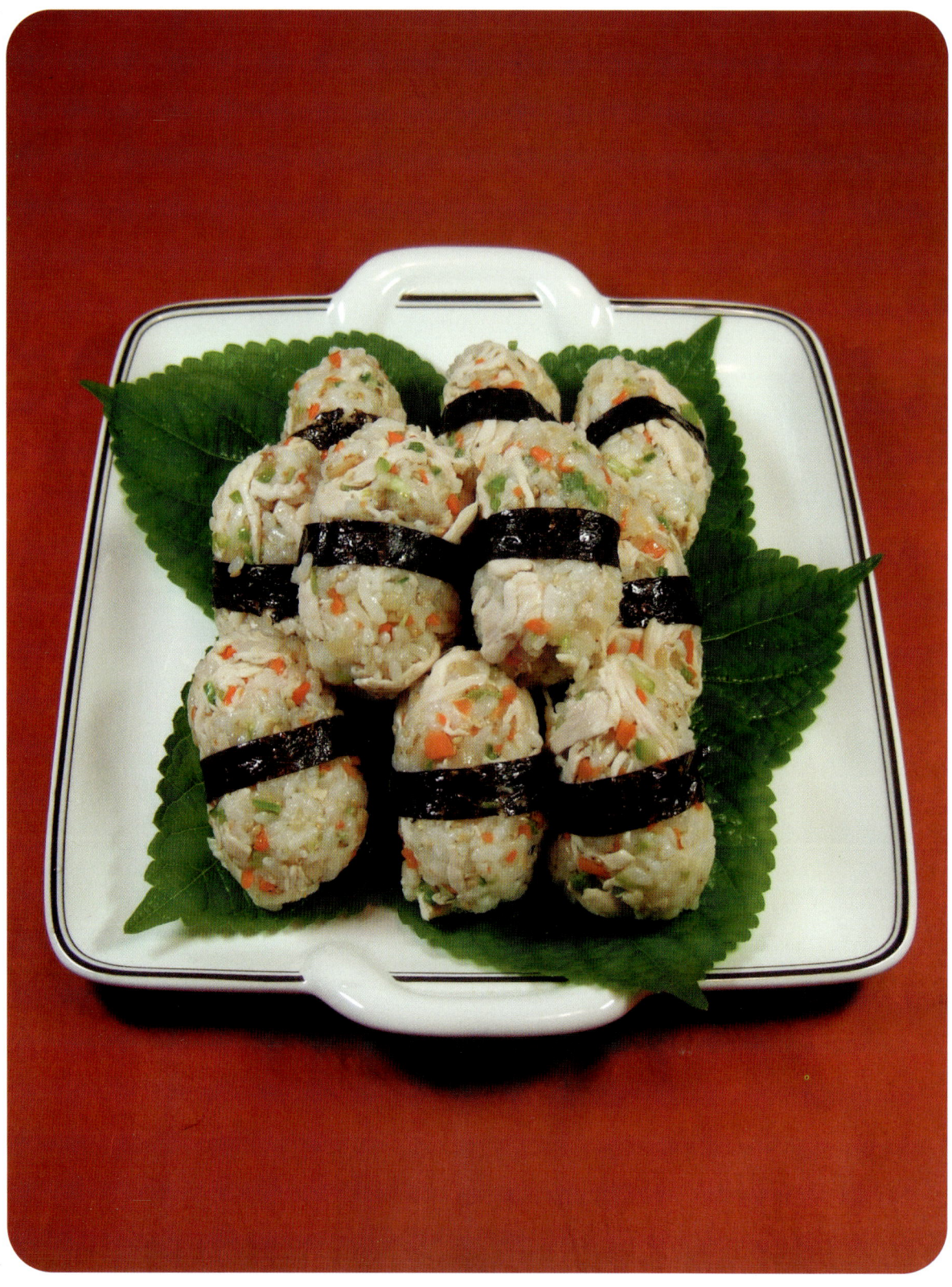

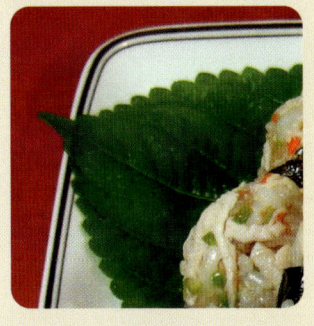
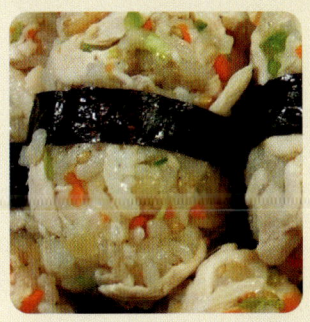
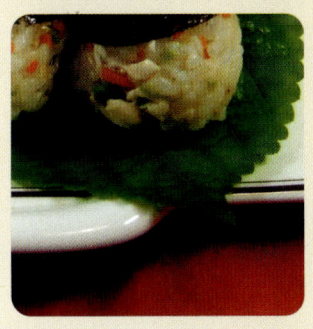
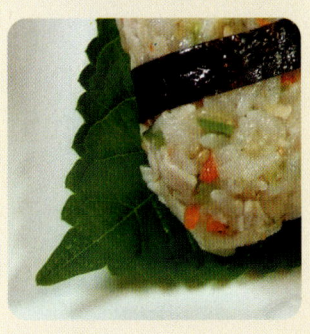

마늘 주먹밥

재료

마늘장아찌 10알, 청피망·당근 1/3개씩, 닭가슴살 100g, 밥 2공기, 김 1/2장, 소금·참기름·통깨 약간씩

조리법

❶ 마늘장아찌를 곱게 다진다.

❷ 청피망과 당근은 곱게 다져서 팬에 식용유를 두르고 볶아 소금으로 간을 한다.

❸ 닭가슴살은 푹 삶아 살만 잘게 찢어 소금, 참기름, 통깨를 넣고 조물조물 무친다.

❹ 밥에 다진 마늘장아찌, 피망, 당근, 닭고기를 넣고 비벼 주먹밥을 만든 후 김으로 띠를 두른다.

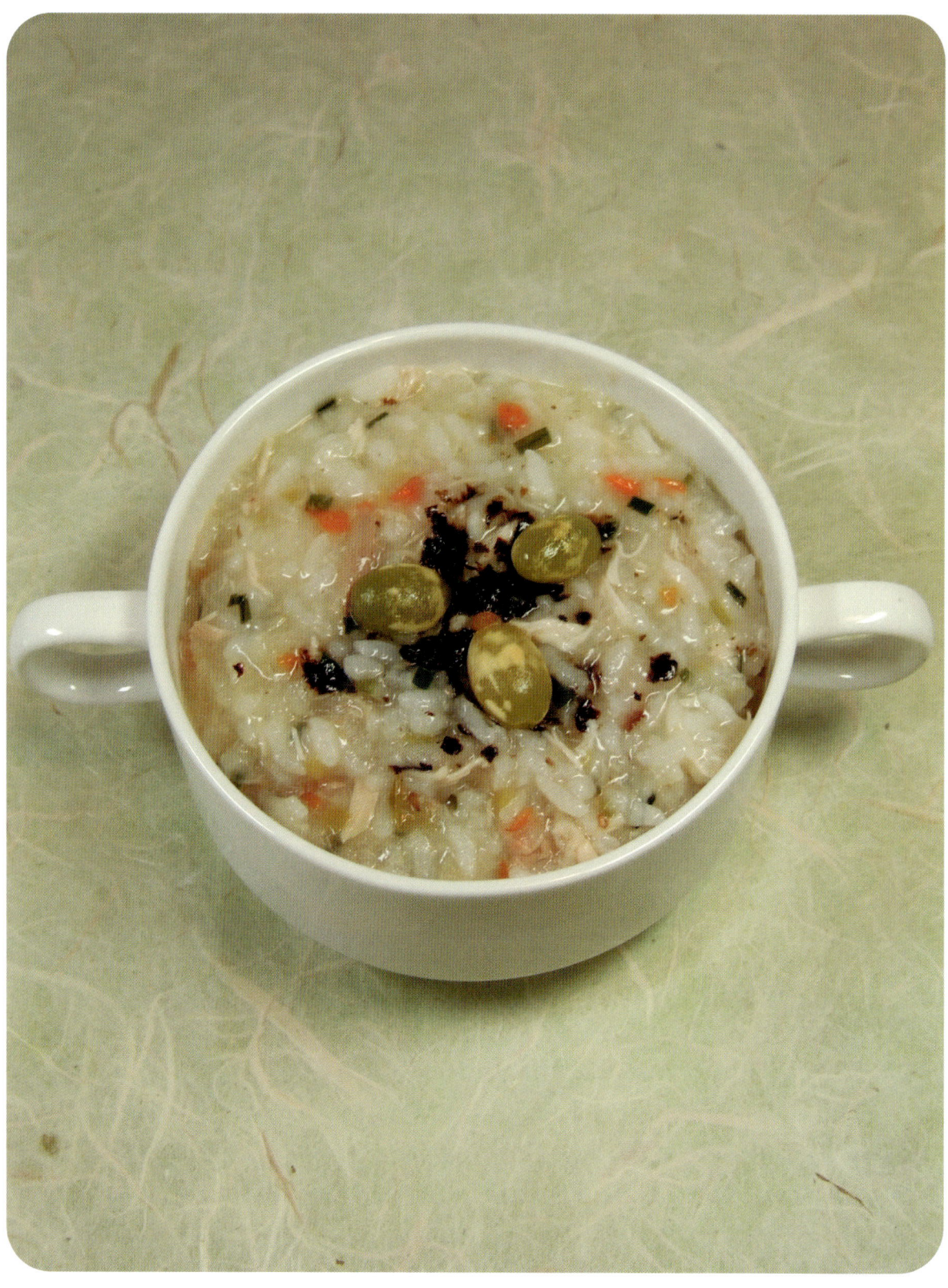

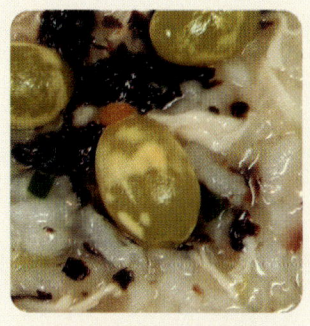
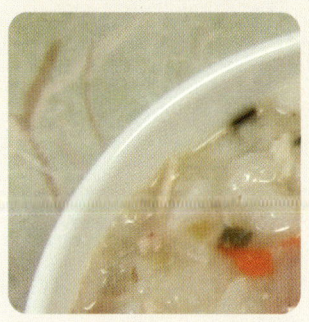
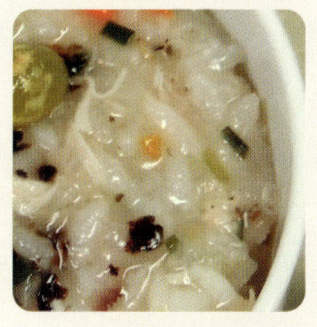
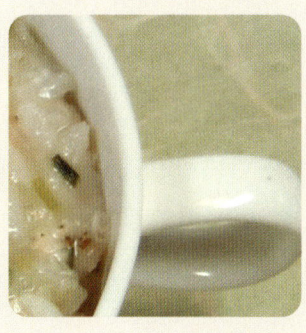

통마늘 닭죽

재료
닭 600g, 찹쌀 200g, 밤·대추·은행 8알, 참기름 1큰 술, 마른 표고버섯 4장, 수삼 4뿌리
육수 재료 물 10컵, 통마늘 4쪽, 굵은 파 15㎝ **닭살무침 재료** 소금 2작은 술, 흰 후춧가루 1/4작은 술 **양념 재료** 소금 3작은 술, 흰 후춧가루 1/2작은 술

조리법

❶ 닭은 깨끗이 씻어서 닭육수 재료를 넣고 중불에 1시간 이상 푹 끓인다. 껍질을 벗기고 살은 잘게 뜯어 소금·후춧가루로 간하고, 국물은 식혀서 체에 면보를 깔고 받쳐서 기름기를 걷어낸다.

❷ 찹쌀은 깨끗이 씻어서 충분히 불린 다음 체에 받쳐 물기를 뺀다.

❸ 표고버섯은 따뜻한 물에 불려서 기둥을 떼어내고 물기를 꼭 짠 다음 0.2㎝ 두께로 썬다.

❹ 밤은 껍데기를 벗겨서 물에 담가두고, 대추는 반을 갈라 씨를 뺀다.

❺ 은행은 프라이팬에 볶아 껍질을 벗긴다.

❻ 냄비에 참기름을 두르고 불린 찹쌀을 넣어 볶는다.

❼ 닭육수 8컵을 넣고 찹쌀이 푹 퍼지도록 약한 불에서 끓이다가 표고버섯·닭고기살·밤·대추·수삼을 넣어 끓인다.

❽ 다 끓으면 마무리 양념 재료로 간을 맞춘다. 양념간장을 곁들여 내도 좋다. 은행을 올린다.

| 마늘요리 소스 ④ |

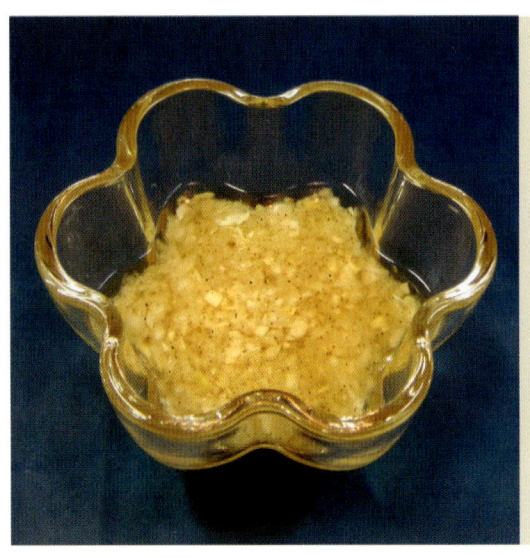

마늘+배즙

스테이크용

구운 마늘 30g, 배즙 30g, 소금 1g, 흑설탕 5.5g, 흑후추 약간, 참기름 30g.

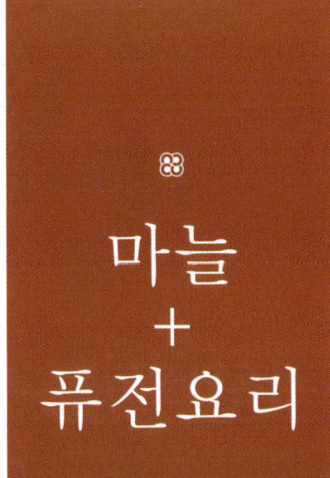

마늘
+
퓨전요리

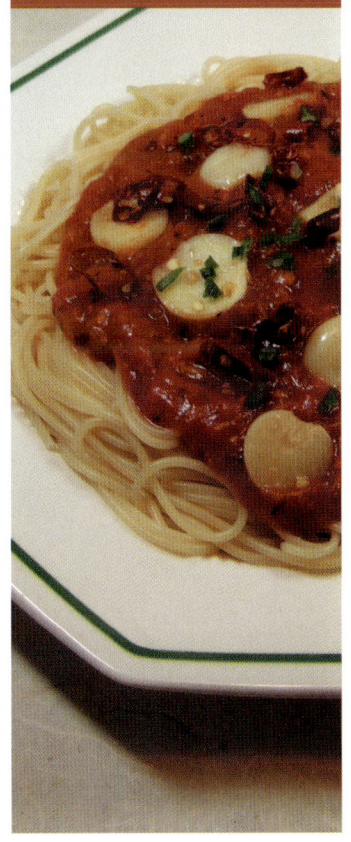

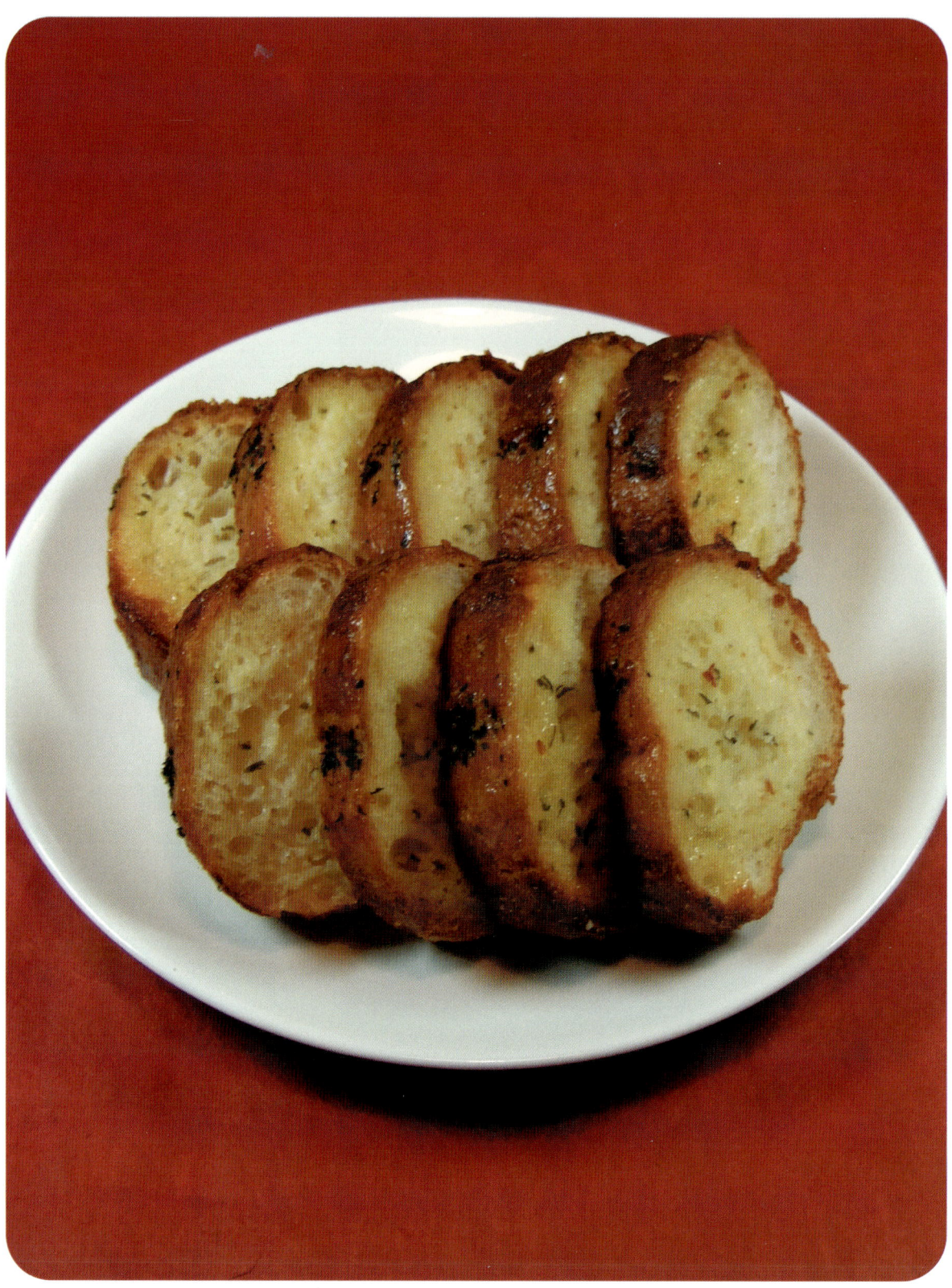

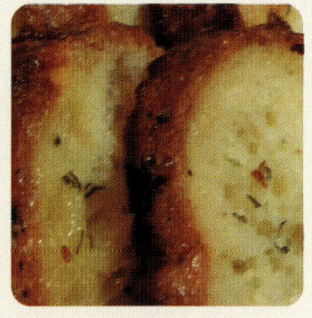
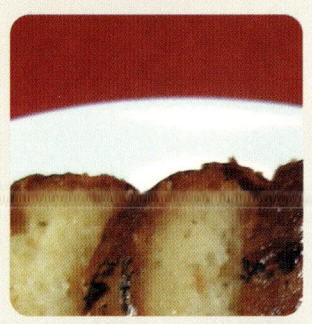
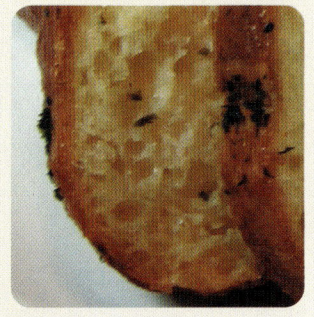
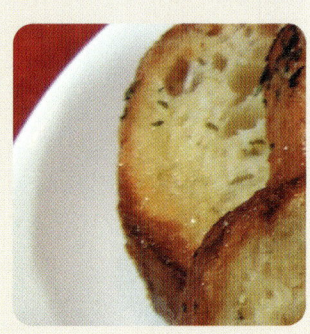

마늘빵

재료
바게트 빵 1/2개, 버터 200g, 마늘 다진 것 1 큰 술, 흰 후추 · 파슬리 가루 약간

조리법

❶ 버터를 전자레인지에 넣어 중탕한다.

❷ 중탕된 버터에 흰 후추, 마늘 다진 것, 파슬리 가루를 넣어 잘 섞어준다.

❸ 바게트의 한쪽 면에 ❷를 숟가락으로 떠서 발라준다.

❹ 팬에 바게트를 얹어 10분정도 구워서 빛깔이 나면 한번 뒤집어서 다시 굽는다.

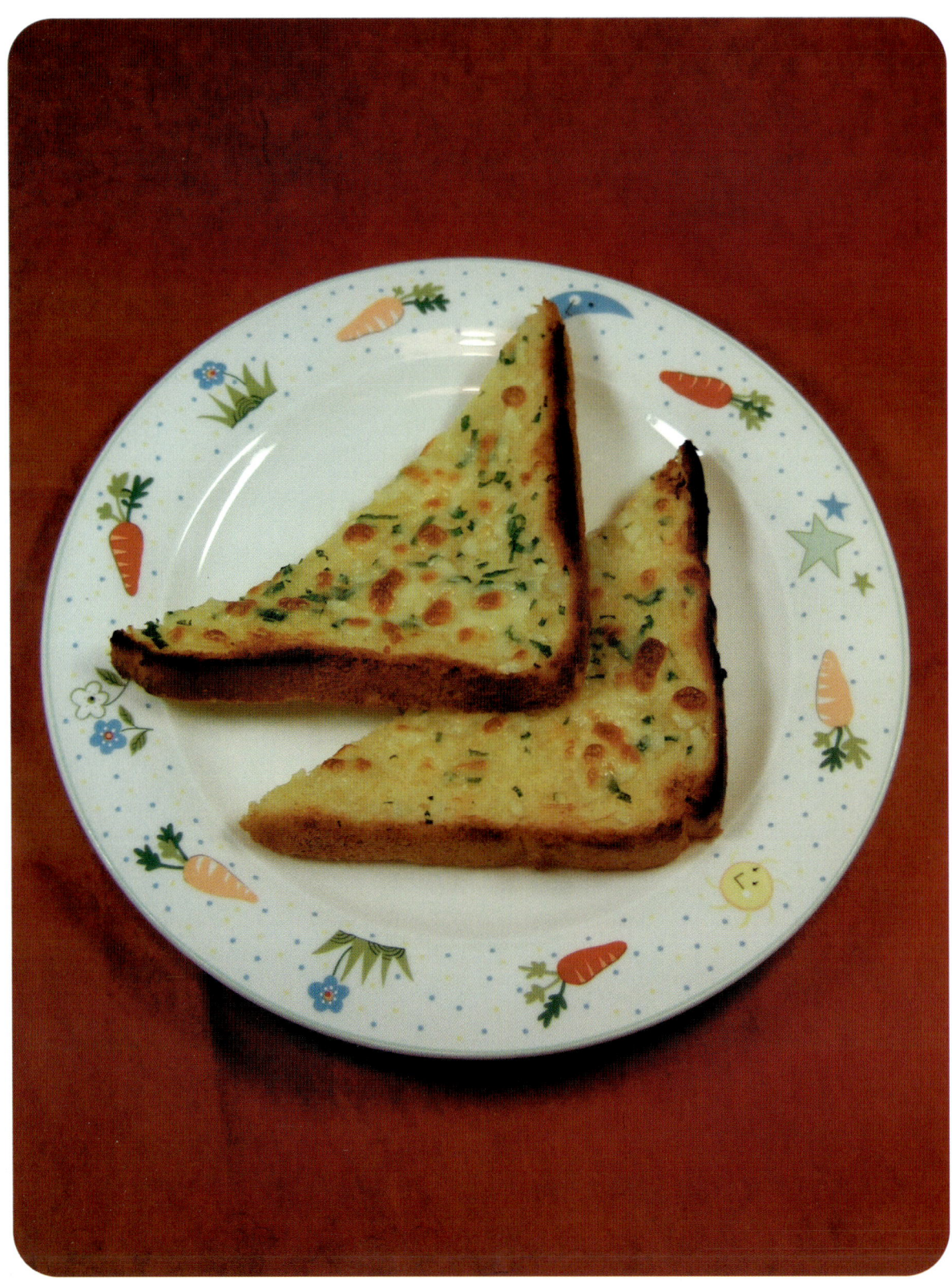

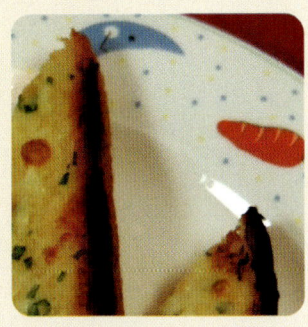
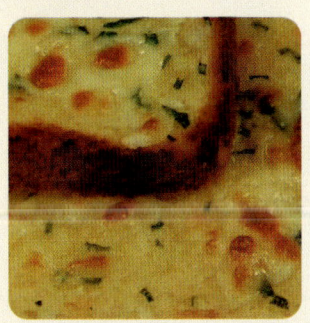

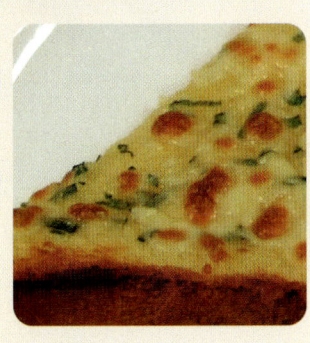

마늘잼 샌드위치

재료
마늘 100g, 버터·파슬리가루 1큰 술씩, 통후추·소금·후춧가루 약간씩, 식빵 4개, 모차렐라 치즈가루 적당량

조리법
❶ 마늘은 소금, 통후추와 함께 물에 삶아 으깬다.
❷ 으깬 마늘에 버터, 파슬리가루, 소금, 후춧가루를 넣고 버무려 마늘잼을 만든다.
❸ 빵을 대각선으로 자르고 마늘잼을 얹은 후, 모차렐라 치즈가루를 뿌린다.
❹ 200℃로 예열한 오븐에 넣고 3~4분 정도 굽는다.

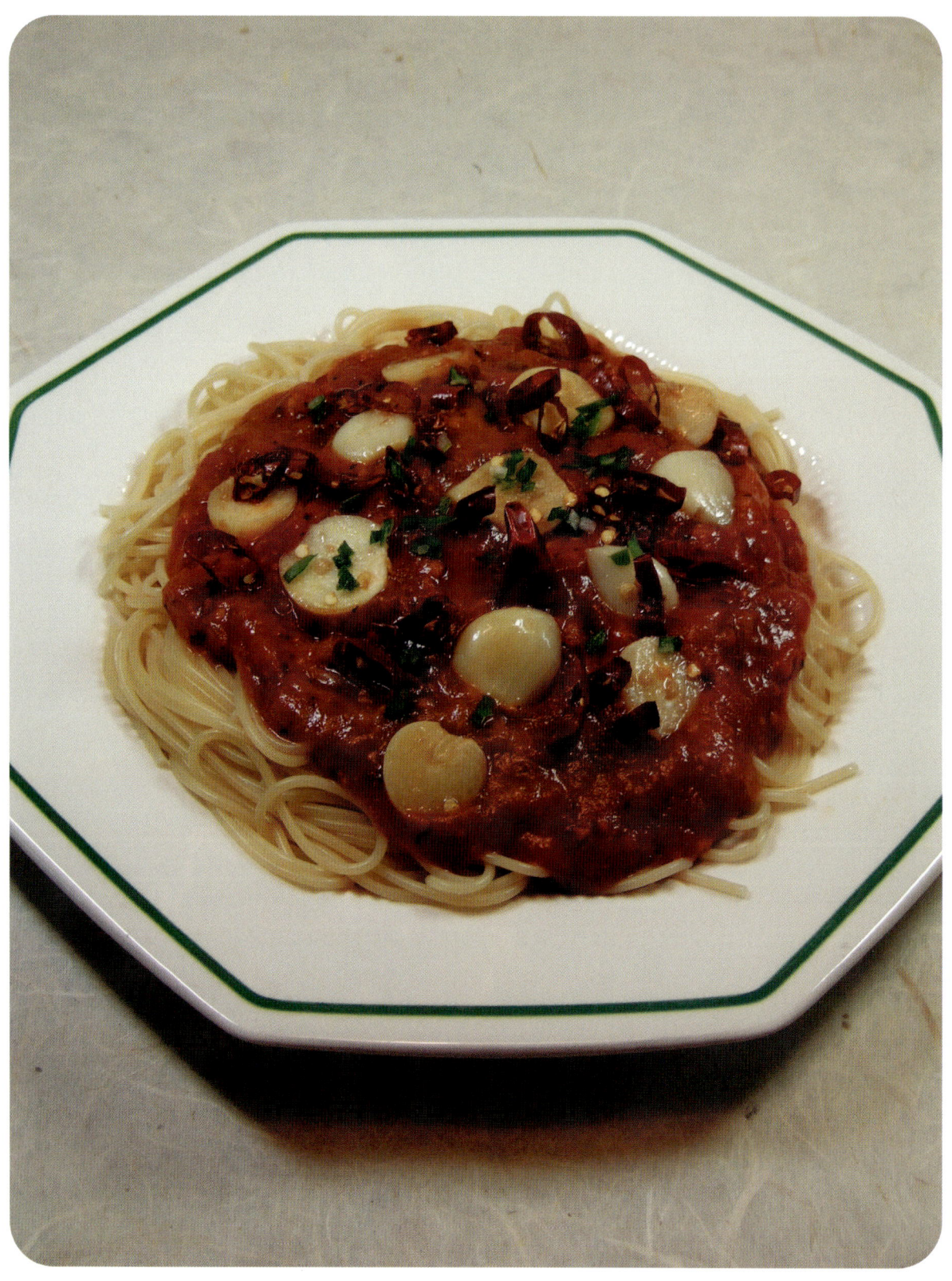

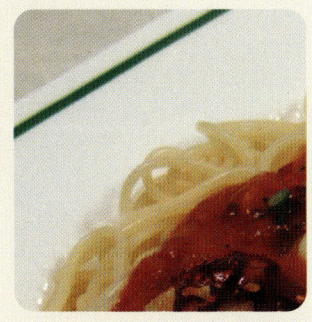
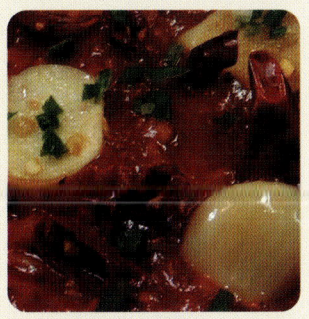
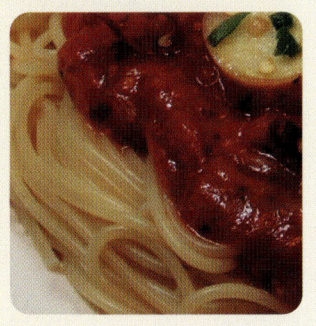

마늘소스 스파게티

재료
스파게티면 150g, 올리브오일·화이트와인 1큰 술, 버터 3큰 술, 마늘 6쪽, 마른 홍고추 2개, 식용유 2큰 술
<u>소스</u> 다진 마늘 1큰 술, 핫소스 3큰 술, 토마토소스 2큰 술, 설탕 1큰 술, 소금·후춧가루 약간씩, 베이컨가루 적당량

조리법
❶ 끓는 물에 스파게티 면과 올리브오일을 넣고 8~9분 삶아 건진다.
❷ 삶은 스파게티 면에 버터 1큰 술을 넣어 버무린다.
❸ 마늘은 편으로 썰고 홍고추는 씨를 털어내고 송송 썬다.
❹ 팬에 식용유, 버터 2큰 술, 화이트와인을 두르고 마늘과 홍고추를 볶다가 스파게티 면을 넣고 볶는다.
❺ 소스 재료를 고루 섞어 ❹에 넣고 한 번 더 볶은 후 그릇에 담고 베이컨가루를 얹는다.

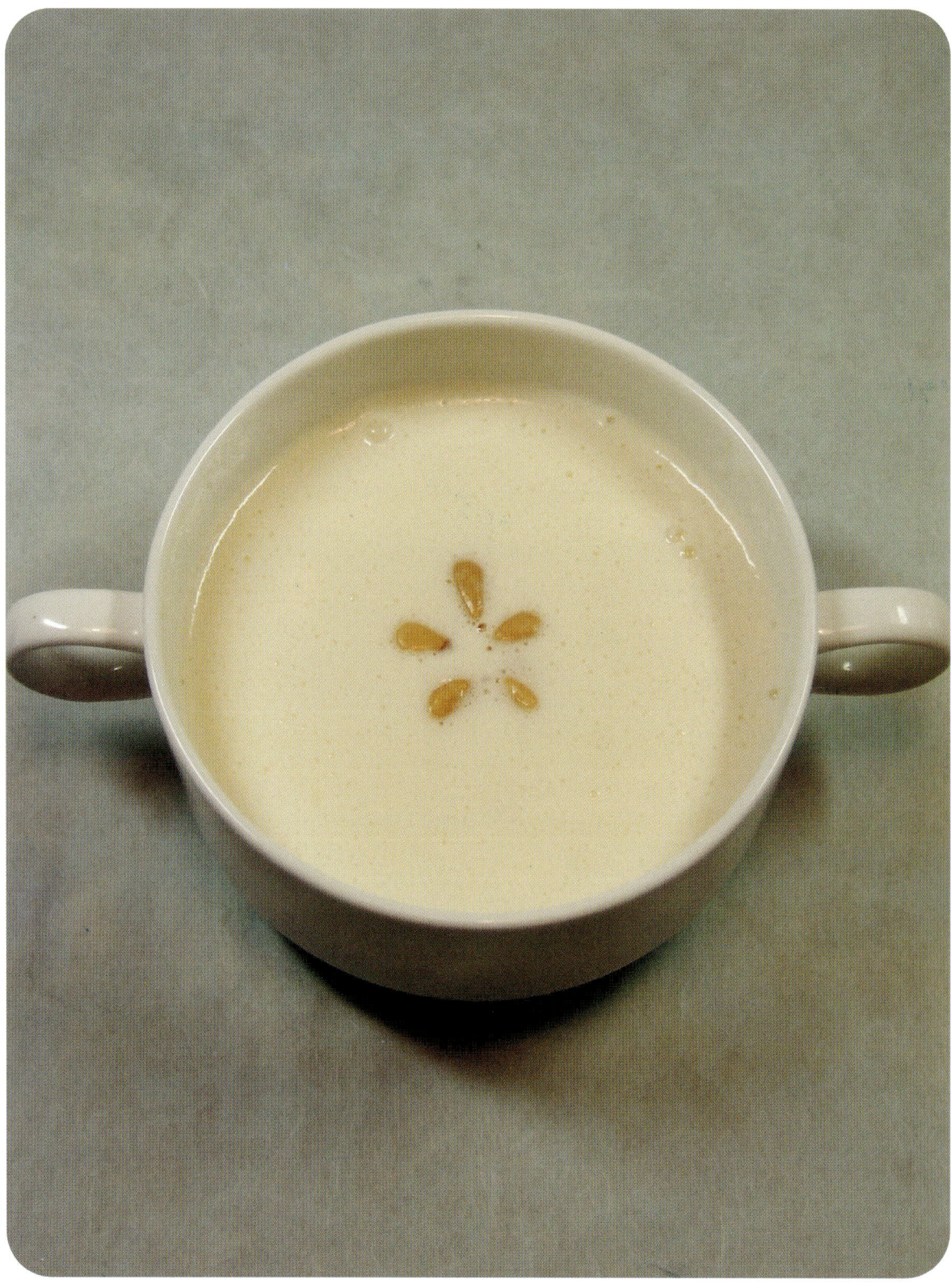

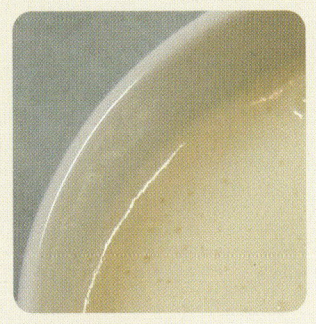
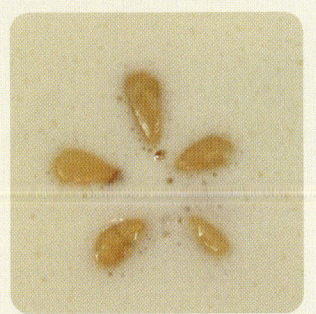
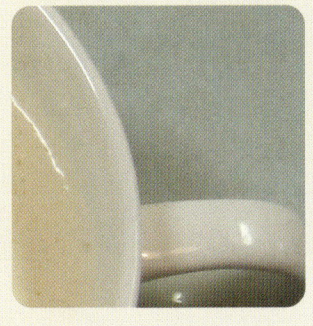
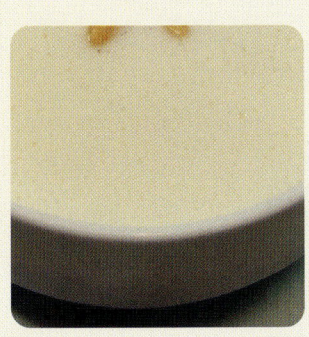

마늘감자 크림스프

재료

마늘 16쪽, 양파 1/2개, 감자 1개, 물이나 닭육수 2+1/2컵, 생크림이나 우유 1+1/2큰 술, 소금·후추 약간씩

조리법

❶ 감자를 삶는다.

❷ 물이나 닭육수에 마늘을 넣고 삶는다. 마늘이 어느 정도 익어 물렁해지면 물은 따로 따라낸다.

❸ 양파는 가늘게 채썰어 둔다.

❹ 바닥이 두꺼운 냄비를 약한 불로 데운 후 버터를 녹이고, 삶은 마늘과 양파를 넣고 달달 볶는다.

❺ 양파가 투명해지면, 따로 따라두었던 마늘 삶은 물을 붓고 중불에서 보글보글 끓인다.

❻ 삶은 감자와 함께 마늘 끓인 물을 넣고 믹서에서 갈아준다.

❼ ❻을 다시 냄비에 넣고 한소끔 더 끓여 준다.

❽ 생크림이나 우유를 넣고 약한 불에서 저어가며 조금 더 끓여 농도를 맞춘 후, 소금과 후추 간을 한다.

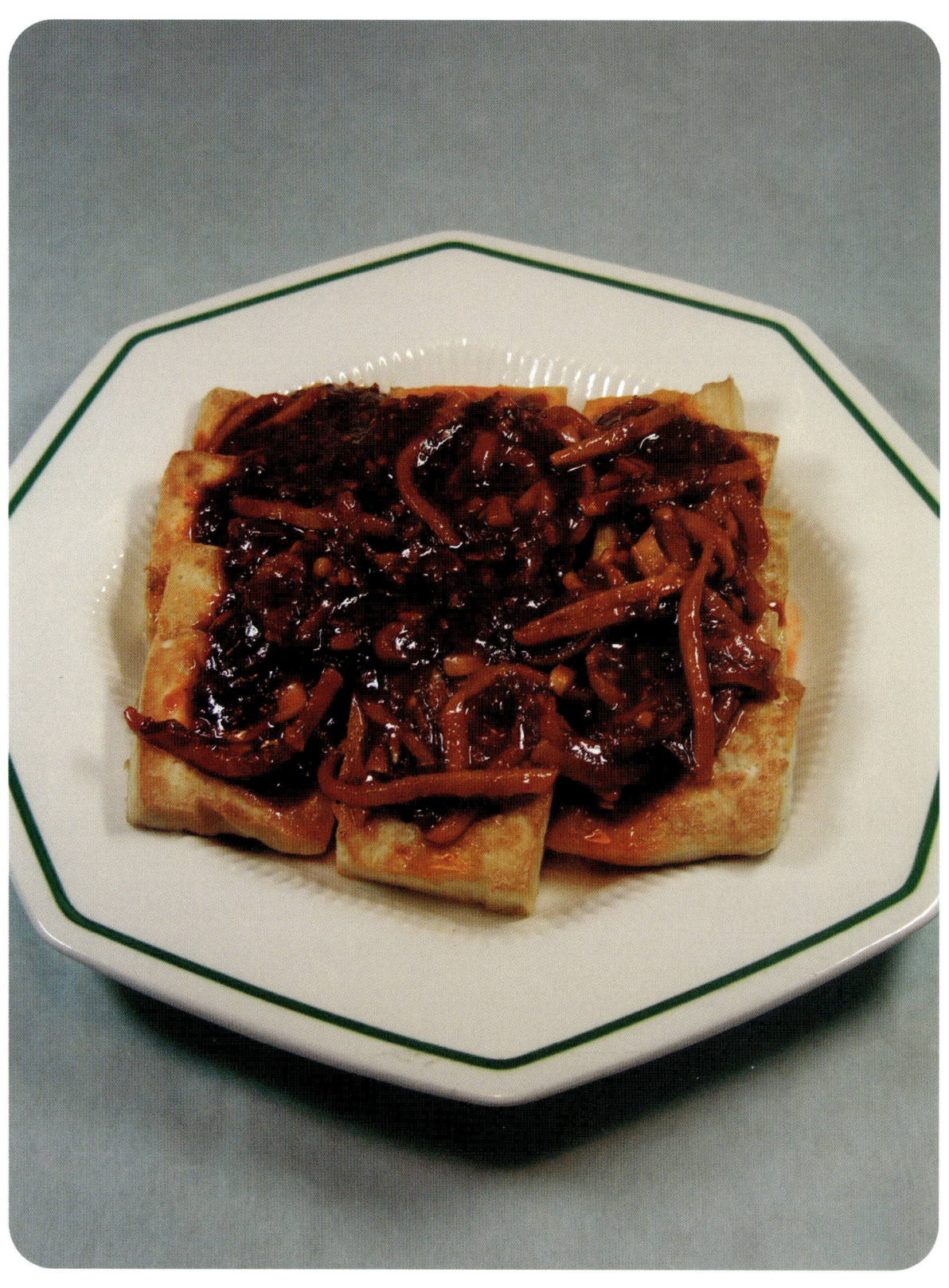

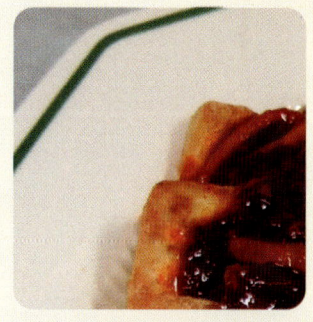
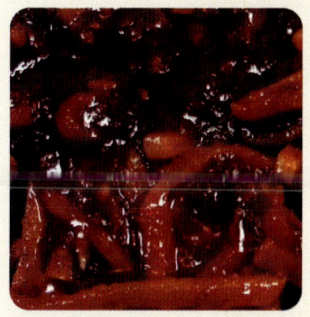
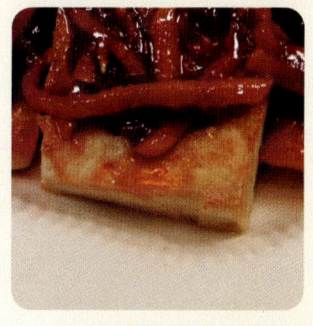
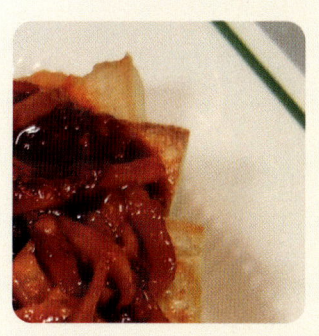

마늘 올린 두부조림

재료
마늘 5쪽, 무 400g, 두부 1모, 다진 마늘·참기름·생강즙 1큰 술씩, 소금·후춧가루 약간씩

양념 두반장·고추장 2큰 술씩, 설탕·양파즙 1큰 술씩, 소금·후춧가루 약간씩, 식용유 적당량

조리법
❶ 마늘은 칼등으로 눌러 으깨고, 마늘 1쪽은 얇게 저며 식용유를 두른 팬에 튀긴다.

❷ 무는 길이로 얇게 채썬다.

❸ 두부는 도톰하게 저며 썰어 키친타월에 올려 물기를 없애고, 소금, 후춧가루를 뿌려 식용유를 두른 팬에 넣고 지진다.

❹ 팬에 무와 다진 마늘, 참기름, 생강즙을 넣고 볶다가 으깬 마늘과 양념을 넣고 볶는다.

❺ 접시에 두부를 담고 볶은 무와 튀긴 마늘을 올린다.

| 마늘요리 소스 ⑤ |

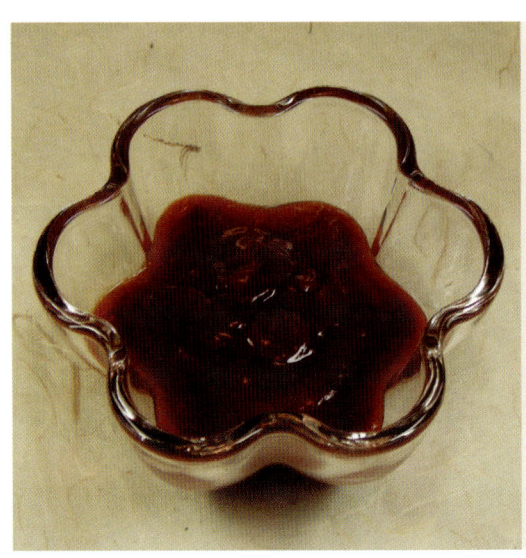

마늘+토마토케첩

스파게티용

다진 마늘 1큰 술, 토마토케첩 8큰 술, 고추기름 1큰 술, 올리브유 1+1/2큰 술, 우스터소스 1/3큰 술, 물엿 1/2작은 술, 후춧가루 약간, 육수 5큰 술

Beauty & Heath
명품식품 마늘

2007년 11월 07일 초판 1쇄 인쇄
2007년 11월 14일 초판 1쇄 발행

엮은이 | 민족의학연구소
펴낸이 | 김재욱
펴낸곳 | 북피아
주 소 | 서울시 강남구 일원동 687-1 태경빌딩 2층
전 화 | 02)459-1761
팩 스 | 02)459-1762
등 록 | 제3-970호(1995. 7. 28)

ⓒ 민족의학연구소, 2007
ISBN 978-89-87522-83-8   23590

책에 관한 문의는 editor@bookpia.com으로 해주시기 바랍니다.
파본이나 잘못된 책은 교환해 드립니다.
값은 뒤표지에 있습니다.